刘双萍　姚进龙　编著

基层 中医药适宜技术

JICENG ZHONGYIYAO SHIYI JISHU

陇原青年创新创业人才（团队）项目丛书

U0303813

西安交通大学出版社
XI'AN JIAOTONG UNIVERSITY PRESS

国家一级出版社
全国百佳图书出版单位

图书在版编目(CIP)数据

基层中医药适宜技术/刘双萍,姚进龙编著. —西安:西安交通大学
出版社,2022.6
ISBN 978 - 7 - 5693 - 2567 - 6

Ⅰ. ①基… Ⅱ. ①刘… ②姚… Ⅲ. ①中国医药学—基本知识
Ⅳ. ①R2

中国版本图书馆 CIP 数据核字(2022)第 054691 号

书　　名	基层中医药适宜技术
编　　著	刘双萍　姚进龙
责任编辑	张永利
责任校对	赵丹青

出版发行	西安交通大学出版社
	(西安市兴庆南路 1 号　邮政编码 710048)
网　　址	http://www.xjtupress.com
电　　话	(029)82668357　82667874(市场营销中心)
	(029)82668315(总编办)
传　　真	(029)82668280
印　　刷	西安日报社印务中心

开　　本	720mm×1000mm　1/16　印张　16.75　字数　243 千字
版次印次	2022 年 6 月第 1 版　　2022 年 6 月第 1 次印刷
书　　号	ISBN 978 - 7 - 5693 - 2567 - 6
定　　价	68.00 元

前　言

　　中医药适宜技术内容丰富，范围广泛，历史悠久，具有安全有效、成本低廉、简便易学的特点，是中医药学的重要组成部分，与脏腑学说、经络学说、中医体质辨识理论、中药炮制理论等有着密切的联系。历代中医药学家经过不懈努力和探索，在中医药适宜技术方面取得了巨大的成就。

　　中医药适宜技术对一些常见病、多发病有独特的治疗效果。在基层医疗卫生机构推广普及中医药适宜技术，并将其融入新医改，不仅能满足基层群众多样化的就医需求，更能提升基层医务人员的综合素质和服务水平。为此，我们组织编写了这本《基层中医药适宜技术》，以便满足基层医务人员学习之需。

　　本书分为两篇，上篇由刘双萍编写，下篇由姚进龙编写。上篇总结了26种常用的中医药特色疗法，并简单介绍了各种疗法的操作方法、注意事项、常见意外处理等。下篇以常用中药炮制技术为主，分为10章，分别论述了临床常用中药的基本炮制理论、知识与技能，以及代表中药的炮制方法、质量要求、炮制作用、炮制研究等内容。本书既可供基层中医药工作者自行学习参考，又可作为基层医疗单位的培训教材。期望本书能使中医药适宜技术在基层常见病、多发病防治中发挥更大的优势和作用，并能提高基层中医药工作者的服务能力和水平，更好地满足基层民众的就医需求。

　　本书能够出版，得益于"陇原青年创新创业人才（团队）项目"——《医疗卫生人才助力基层健康扶贫服务团队的建设与实践》的资助支持和甘肃卫生职业学院王一强副教授的悉心指导，在此表示诚挚的谢意。此外，杨建成、王增参与了稿件校对工作，何艳玲、王琼辉、张舒贤、马燕菲、梁丽蓉五位同学帮助笔者进行了前期文件整理，在此一并表示感谢！

　　由于编者水平有限，因此书中难免有疏漏和不足之处，恳请各位同道和读者批评指正！

刘双萍　姚进龙

2021 年 11 月

目　　录

上篇　中医药特色疗法

下篇　中药炮制技术

上 篇

中医药特色疗法

第一章
针刺疗法

　　针刺疗法是指在中医学理论的指导下，医者将针具（通常为毫针）按照一定的角度刺入患者体内，运用捻转与提插等手法对人体特定部位进行刺激，从而达到治疗疾病目的的一种疗法。针即针刺，指以针刺入人体穴位。刺入点称为人体腧穴，简称穴位。针刺疗法依据的是"虚则补之，实则泻之"的辨证原则。进针后，通过补、泻、平补平泻等手法的配合运用，以取得相应的治疗效果。

　　针刺操作方法正确是针刺疗法功效发挥的关键。针刺时，必须在勤练指力及手法的基础上，达到进针快速、手法灵活、运用自如的程度。运针时，要求做到捻转或提插的幅度和频率可以随意掌握，同时亦必须在自己身上练针，以体验不同针刺手法所产生的针感，待到临床施针时，方可减少疼痛，易于得气，达到理想效果。

　　针刺过程中，有效的刺激强度以得气为标志。得气又称针感，是针刺腧穴后产生的经气感应。由于刺激的部位与组织结构、个体差异以及患者对感觉的表述不同，因此可出现各种各样的针感。通常医师会感到针下沉重满紧，同时患者也会出现相应的酸、麻、胀、重、触电、温热、凉爽等感觉，甚至沿一定方向散播的现象。一般来说，得气迅速者疗效较好，得气较慢者疗效较差；若不得气，则可能无效。

　　针刺治疗过程中，嘱患者必须保持适当体位，以便于腧穴定位、进针操作及留针。医师通常应双手配合进针，一手持针，另一手按压，在穴位处揣摩、循按，以了解肌肉厚度、孔隙大小、骨骼位置深浅，或拨开肌腱，或推避血管；协调患者位置，运用指力，使针尖迅速穿透皮肤，刺入一定深度，运用适当手法刺激；或将毫针套上针管，贴放在穴位上，以手指叩弹针尾，利用导引力穿过表皮，去掉针管，将针刺入相应深度，再运用行针手法进行相关操作。

一、针刺的作用

1. 疏通经络

疏通经络可使瘀阻的经络通畅，从而发挥其正常的生理作用，是针刺最基本、最直接的治疗作用。经络内属于脏腑，外络于肢节，运行气血是其主要的生理功能之一。经络不通，气血运行受阻，临床表现为疼痛、麻木、肿胀、瘀斑等。针刺时，选择相应的腧穴和手法，或用三棱针点刺出血，可使经络通畅、气血运行正常。

2. 调和阴阳

调和阴阳可使机体从阴阳失衡的状态向平衡状态转化，是针刺治疗最终要达到的目的。疾病发生的机制是复杂的，但从总体上可归纳为阴阳失衡。针刺调和阴阳的作用是通过经络阴阳属性、经穴配伍和针刺手法完成的。

3. 扶正祛邪

扶正祛邪可扶助机体正气，祛除病邪。疾病的发生、发展及转归的过程，实质上就是正邪相争的过程。从一定角度上来看，针刺治病实际上就是在发挥其扶正祛邪的作用。

二、针刺疗法的特点

针刺疗法的特点是治病不用服用药物，只是在患者身体的一定部位用针刺入，刺激神经，并引起局部反应，以达到治病的目的。

在临床实践中，针刺疗法可按中医学的诊疗方法诊断出病因，找出疾病的关键，辨别疾病的性质，确定病变属于哪一经脉、哪一脏腑，辨明是属于表里、寒热、虚实中的哪一类型，做出诊断，然后制订相应的配穴处方进行治疗。针刺疗法可通经脉、调气血，使阴阳归于相对平衡、脏腑功能趋于调和，从而达到防治疾病的目的。

针刺疗法的优点包括以下几个方面。

（1）有广泛的适应证，可用于内科、外科、妇科、儿科、五官科等多种疾病。

（2）治疗疾病的效果比较迅速和显著，特别是具有良好的兴奋身体功能、提高抗病能力以及镇静、镇痛等作用。

（3）操作方法简便易行。

（4）医疗费用较低。

（5）副作用较少，较为安全可靠。

三、针刺疗法的相关操作

针刺疗法的相关操作包括消毒、进针、行针、留针、出针等。

（一）消毒

针刺前，必须做好针具、腧穴部位及医生手指的消毒。

（二）进针

进针时，一般需要双手配合。以右手持针，用拇、食、中指夹持针柄；以左手按压针刺部位，固定腧穴周围皮肤。常用的进针方法有以下几种。

1. 爪切进针法

医者用左手拇指或食指的指甲掐切患者腧穴处皮肤，以右手持针，使针尖紧靠左手指甲缘，迅速刺入腧穴。

2. 舒张进针法

医者用左手拇、食二指将所刺腧穴部位皮肤撑开绷紧，以右手持针刺入腧穴。舒张进针法主要用于皮肤松弛部位的腧穴。

3. 提捏进针法

医者用左手拇、食二指将欲刺腧穴两旁的皮肤捏起，以右手持针，从捏起的上端将针刺入腧穴。提捏进针法主要用于皮肉浅薄部位的腧穴，如印堂穴。

4. 夹持进针法

医者用左手拇、食二指持消毒干棉球裹于针体下端，露出针尖，将针尖固定在腧穴的皮肤表面，以右手捻动针柄，两手同时用力，将针刺入腧穴。夹持进针法主要用于较长毫针的进针。

(三)行针与得气

将毫针刺入腧穴后，为了得气及进行补泻，可施行提插、捻转等行针手法。得气亦称针感，是指将针刺入腧穴后所产生的经气感应。当这种经气感应产生时，医者会感到针下有沉紧的感觉，同时患者可出现酸、麻、胀、重等感觉。得气与否以及得气的快慢直接关系到针刺的治疗效果。常用的行针手法有以下两种。

1. 提插法

提插法是将针刺入腧穴一定部位后，使针在穴内进行上、下进退的操作方法。其中，将针从浅层向下刺入深层为插，由深层向上退至浅层为提。

2. 捻转法

捻转法是将针刺入一定深度后，用右手拇指、食指及中指夹持针柄，一前一后地进行旋转捻动的操作方法。

(四)留针与出针

医者可根据病情确定留针时间，一般留针 20～30 分钟。出针时，医者用左手拇、食二指按住针孔周围皮肤，以右手持针，做轻微捻转，慢慢将针提至皮下，然后将针起出，并用消毒干棉球按压针孔，以防止出血。

四、针刺疗法的注意事项

(1)患者在过度饥饿、劳累及精神过度紧张时，不宜立即进行针刺。

(2)对身体虚弱、气血亏虚的患者，针刺时手法不宜过强，并尽量让患者采取卧位。

(3)靠近胸、胁、腰、背、脏腑的腧穴不宜深刺。

（4）针刺眼区和颈部穴位（如风府、哑门等）时，要注意掌握一定的角度和深度，不宜大幅度提插、捻转和长时间留针，以免伤及重要的组织器官。

（5）对尿潴留的患者，针刺其小腹部腧穴时，应严格掌握适当的方向、角度和深度。

五、针刺常见意外的处理

1. 晕针

针刺后晕针多见于初次接受针刺的患者。由于精神紧张、体位不适、针刺刺激过大等，患者会突然出现头晕目眩、面色苍白、心慌汗出、晕厥等。此时，应立即停止针刺，并将针起出；让患者取仰卧位，将头部放低，指掐或针刺水沟、素髎、内关、合谷、太冲、足三里、涌泉等急救穴，并采取其他必要的处理措施。

2. 滞针

由于患者精神紧张，或针刺后因疼痛而导致局部肌肉强烈收缩，或进针后患者体位变动，使肌肉纤维缠绕针体，导致行针时或留针后针下滞涩，行针或出针困难，使患者感觉疼痛。此时，应嘱患者放松，或在滞针腧穴附近进行循按或弹刮针柄，或于腧穴附近再刺一针。

3. 弯针

由于医者手法不熟练，或针下碰到坚硬的组织，或留针时患者体位变动，或因滞针处理不当，使针柄改变了进针或留针时的方向，行针及出针困难，患者感到疼痛。此时，应停止行针，并将针顺着弯曲的方向缓慢退出。

4. 断针

由于针具质量不佳，或行针时过于用力，使针折断在患者体内，从而出现断针。此时，医者可用左手拇指和食指在针旁按压皮肤，使针的残端暴露出体外，用右手持镊子将针拔出；若折断部分深入皮肤时，应在 X 线下定位，行手术取出。

5. 血肿

若针刺时刺破了血管，导致微量的皮下出血，出现局部青紫或包块，一般不必处理，可自行消退。若局部肿胀、疼痛剧烈，可采用先冷敷后热敷之法进行处理。

6. 气胸

针刺胸部、背部和锁骨附近的穴位过深，刺穿了胸腔和肺组织，气体积聚于胸腔，可导致气胸。患者会出现胸痛、胸闷、呼吸困难等。一旦发生气胸，应立即起针，并让患者采取半卧位休息，切勿因恐惧而翻转体位。一般漏气量少者，可自然吸收；对于严重患者，需及时组织抢救，如采取胸腔排气、少量慢速吸氧等措施。

六、针刺疗法的禁忌证

（1）妇女妊娠3个月以内，不宜针刺其小腹部的穴位。

（2）妇女妊娠3个月以上者，其腹部、腰骶部不宜进行针刺。

（3）对某些可通经活血的腧穴，在妇女妊娠期间应禁刺。

（4）有出血倾向者，不宜针刺。

（5）小儿囟门未闭合时，其头顶部的腧穴不宜针刺。

（6）皮肤感染、溃疡或肿瘤部位不宜针刺。

（刘双萍）

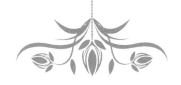

第二章

灸　法

灸法古称灸焫，又称艾灸，指以艾绒为主要材料，点燃后直接或间接熏灼体表穴位的一种治疗方法。艾灸时，也可在艾绒中掺入少量辛温香燥的药末，以加强治疗作用。灸法有温经通络、升阳举陷、行气活血、祛寒逐湿、消肿散结、回阳救逆等作用，可用于保健，对慢性虚弱性疾病以及风、寒、湿邪为患的疾病尤为适宜。艾灸根据灸具制成的形式及运用方法的不同，可分为艾条灸、艾炷灸、温针灸和温灸器灸等。

一、灸法的适应证

灸法常用于痹病、虚寒性胃肠病、遗精、阳痿、气喘、婴儿腹泻、中风脱证、虚脱、晕厥、胎位不正、慢性肿疡、神经性皮炎、湿疹、胃下垂、脱肛等，亦可用于防病保健。

二、灸法的作用

灸法能健身、防病、治病，在我国已有数千年的应用历史。早在春秋战国时期，人们已经开始广泛使用艾灸法，如《庄子》中有"越人熏之以艾"，《孟子》中也有"七年之病求三年之艾"的记载。灸法能激发、提高机体的免疫功能，能够增强脏腑功能，增强新陈代谢，从而增强机体的抗病能力。长期施行保健灸法，能使人身心舒畅、精力充沛，并能祛病延年。施灸对于血压、呼吸、脉搏、心率、神经、血管均有调节作用，能使白细胞、血红蛋白、红细胞、血小板等增高，胆固醇降低，血沉减慢，凝血时间缩短，对血糖、血钙以及内分泌系统的功能也有显著的调节作用。

灸法的特点是既能抑制功能亢进，也能使衰退的功能兴奋，从而趋向生理平衡状态。灸法对人体是一种良性刺激，对增强体质大有裨益，不论病体、健体都可用，尤其是能促进儿童的生长发育，使用范围非常广泛。

三、艾灸材料的准备

灸法的主要材料为艾绒。艾绒是由艾叶加工而成的。选用野生向阳处5月份长成的艾叶，风干，在室内放置1年后使用，称为陈年熟艾。取陈年熟艾，去掉杂质、粗梗，碾碎后过筛，去掉尘屑，取白纤丝再行碾轧成绒；也可取当年新艾叶充分晒干后，多碾轧几次，碾至软烂如棉，即成艾绒。

1. 艾炷

将适量艾绒置于平底磁盘中，用食、中、拇指将其捏成圆柱状，即为艾炷。艾绒捏压越实越好。根据需要，艾炷一般可制成拇指大、蚕豆大、麦粒大3种，分别称为大艾炷、中艾炷、小艾炷。

2. 艾条

先将适量艾绒用双手捏压成长条状，软硬要适度，以利于点燃为宜；然后将其置于宽约5.5cm、长约25cm的桑皮纸或纯棉纸上，再搓卷成圆柱形；最后用面糊将纸边粘紧，两端纸头压实，即可制成长约20cm、直径约1.5cm的艾条。

3. 间隔物

在间接灸时，需要选用不同的间隔物，如鲜姜片、蒜片、蒜泥等。将鲜姜、蒜洗净后，切成2～3mm厚的薄片，并在姜片、蒜片中间用粗毫针或细针刺成筛孔状，以利于灸治时导热通气。

四、艾灸的分类及操作方法

（一）艾炷灸

艾炷灸是将艾炷放在腧穴上施灸的方法，可分为直接灸和间接灸。

1. 直接灸

将大小适宜的艾炷直接放在皮肤上施灸的方法，称为直接灸。若施灸时需将皮肤烧伤化脓，愈后留有瘢痕者，称为瘢痕灸；若不使皮肤烧伤化脓，不留瘢痕者，称为无瘢痕灸。

(1)瘢痕灸：又名化脓灸。施灸时，先将所灸腧穴部位涂以少量的大蒜汁，以增加黏附和刺激作用，然后将大小适宜的艾炷置于腧穴上，用火点燃艾炷进行施灸。每壮艾炷必须燃尽，除去灰烬后，方可继续易炷再灸，按规定壮数灸完为止。施灸时，由于火热灼伤皮肤，因此可产生剧痛，此时可用手在施灸腧穴周围轻轻拍打，借以缓解疼痛。正常情况下，灸后1周左右施灸部位会化脓，形成灸疮，5~6周灸疮可自行愈合，结痂脱落后，留下瘢痕。临床上，瘢痕灸常用于治疗哮喘、肺结核、瘰疬、慢性胃肠病等慢性疾病。

(2)无瘢痕灸：又称非化脓灸。施灸时，先在所灸腧穴部位涂以少量的凡士林，以使艾炷便于黏附；然后将大小适宜的艾炷置于腧穴上，点燃施灸，当艾炷燃剩五分之二或四分之一而患者感到微有灼痛时，即可易炷再灸。若用麦粒大的艾炷施灸，当患者感到有灼痛时，医者可用镊子柄将艾炷熄灭，易炷再灸，按规定壮数灸完为止，一般以灸至局部皮肤出现红晕而不起水疱为度。因患者皮肤无灼伤，故灸后不化脓，亦不留瘢痕。无瘢痕灸适用于慢性虚寒性疾患，如哮喘、风寒湿痹等。

2. 间接灸

间接灸又称间隔灸、隔物灸，是用某种物品将艾炷与施灸腧穴部位的皮肤隔开进行施灸的方法。间接灸所隔的物品常用生姜、大蒜、盐、附子等。

(1)隔盐灸：中医认为，咸入肾，所以隔盐灸可以温阳散寒、补肾益气。隔盐灸主要用于神阙穴施灸，极少有用于其他穴位的。隔盐灸所用的盐并非食用盐，大多用的是青盐或者是粗盐。隔盐灸的操作要领如下。

1)先把盐炒至温热，然后再放至常温或者略有温热。

2)嘱患者取仰卧位，医者将炒过的盐填到其肚脐中，与肚脐相平。

3)先在盐上面放一块薄姜片，再把艾炷放到姜片上，点燃施灸；

也可以直接将艾炷放到盐上施灸，但是需要注意防止烫伤。

隔盐灸时，应注意将艾绒尽量捏紧实，呈锥状，一般一次施灸5～9壮即可。

（2）隔姜灸：用鲜姜切成直径2～3cm、厚0.2～0.3cm的薄片，中间以针刺数孔，然后将姜片置于应灸的腧穴部位或患处，再将艾炷放在姜片上，点燃施灸。当艾炷燃尽后再易炷施灸，灸完所规定的壮数，以皮肤红润而不起水疱为度。隔姜灸常用于因寒而致的呕吐、腹痛、腹泻及风寒痹痛等。

（3）隔蒜灸：将鲜大蒜头切成厚0.2～0.3cm的薄片，中间以针刺数孔，然后将其置于应灸腧穴或患处，再将艾炷放在蒜片上，点燃施灸。待艾炷燃尽后易炷再灸，直至灸完规定的壮数。隔蒜灸多用于治疗瘰疬、肺结核及初期的肿疡等。

（4）隔附子灸：附子辛温大热，具有回阳救逆、补火助阳、散寒止痛的功效。隔附子灸一般可分为隔附子片灸与隔附子饼灸两种。

1）隔附子片灸：将附子用水浸透后，切成厚0.3～0.5cm的薄片，用针扎数孔，放置于施灸部位，再将艾炷置于其上，点燃施灸。

2）隔附子饼灸：取生附子切细、研末，或者直接购买附子粉，用黄酒调和成饼状，大小适度，厚0.4cm，中间用针扎孔，放置于穴位上，再将艾炷置于附子饼上，点燃施灸。附子饼干焦后，可换新饼，灸至肌肤内温热、局部肌肤出现红晕为度。

隔附子灸的适应证：所有阳虚、命门火衰所致的男性阳痿、早泄，女性宫寒、月经不调，以及四肢冰凉、周身怕冷等。

注意事项：①附子含有乌头碱，有毒，若操作不当，容易造成被灸者和医者出现口鼻发痒、咽痛、胸闷、恶心、腹痛、四肢微麻等中毒症状，一般发生于连续施灸时间长、药饼较大、室内不通风的环境下，但停灸后症状大多可逐渐缓解，直至消失。②施灸时要注意室内通风，对初次诊治者，隔附子灸时药量宜小，没有过敏反应和中毒反应时，可以再适当加大施灸量。③因附子辛温大热，故阳盛火旺证者、过敏体质者、孕妇均应禁用隔附子灸。

（5）隔花椒灸：花椒具有温中健脾、杀虫止痒的作用，除了可作为食用调味品外，还是补脾益肾的一味中药。隔花椒灸一般有两种做法。

1）将花椒研末，用温水或者陈醋调和成糊状，做成花椒饼；把花椒饼置于穴位上，放上艾炷，点燃施灸。

2）用 20 颗花椒粒，其上放一块老姜片，然后放上艾炷，点燃施灸。

临床上，推荐使用隔花椒饼灸，如灸足三里，可以增强气血、补益脾胃；灸小腹，具有暖宫散寒的功效；灸肾俞、命门、腰阳关，可以治疗腰痛。

（二）艾条灸

艾条又称艾卷，取纯净细软的艾绒 24g，平铺在长 26cm、宽 20cm 的细草纸上，将其卷成直径约 1.5cm 的圆柱形艾卷，要求卷紧，外裹以质地柔软疏松而又坚韧的桑皮纸，用胶水或糨糊封口而成。若将艾绒中掺入肉桂、干姜、丁香、独活、细辛、白芷、雄黄各等分的细末 6g，则可制成药艾条。将艾条点燃进行施灸的方法，称为艾条灸。艾条灸常用的施灸方法有温和灸、雀啄灸、回旋灸等。

1. 温和灸

施灸时，将艾条的一端点燃，对准应灸的腧穴部位或患处，距皮肤 2~3cm 进行熏烤，以患者局部有温热感而无灼痛为宜，一般每处灸 5~7 分钟，至皮肤出现红晕为度。对于昏厥、局部知觉迟钝的患者，医者可将中、食二指分开，置于施灸部位的两侧，这样可以通过医者手指的感觉来测知患者局部的受热程度，以便随时调节施灸的距离，防止发生烫伤。

2. 雀啄灸

施灸时，艾条点燃的一端与施灸部位的皮肤并不固定在一定距离，而是像鸟雀啄食一样，一上一下地进行施灸。

3. 回旋灸

回旋灸的操作法有两种：一种为平面回旋灸，将艾条点燃端先在选定的穴区或患部熏灸测试，至局部有灼热感时，即在此距离做平行往复回旋施灸，每次灸 20~30 分钟，亦可视病灶范围延长灸治时间，一般以局部潮红为度，多用于灸疗面积较大之病灶；另一种为螺旋式回旋灸，即将灸条燃着端反复从离穴区或病灶最近处，由近及远，呈螺旋式施灸，适用于病灶较小的痛点以及治疗急性病证，其热力较强，以局部出现深色红晕为度。

4. 实按灸

可能很多人对实按灸并不熟悉，但这种灸法也是自古就有。《寿域神方》中记载："用纸实卷艾，以纸隔之，点穴于隔纸上，用力实按之，待腹内觉热、汗出，即差。"

（1）操作方法：在要施灸的穴位或患处垫上数层纱布或纸张；将艾条点燃，将燃着端迅速按在要施灸的部位上，停留1～2秒后，迅速抬起（若艾火熄灭，可再点再按）；取棉布6～7层，包裹住艾火，迅速熨于穴位上，停留1～2秒后，迅速抬起；每次每穴可按熨7～9次，然后移去艾条和垫布，以皮肤出现红晕为度。

（2）注意要点：需注意按的力度和操作熟练度，这个需要去练习掌握；每按一次，应将纸张或者纱布换一个位置，避免因点按同一部位而造成隔层过烫。

实按灸的优点主要是施灸时用时较少、疼痛少、效果较好、操作方便，主要适用于病位较深的风寒湿痹以及腹痛、泄泻等；实按灸的缺点是适应证较少，对技术操作有一定要求，操作不当则容易引起烫伤。

5. 热敏灸

热敏灸是一种现代创新的灸法，也属于艾条悬灸疗法，主要采用艾条温和灸的方法，在人体热敏点上进行施灸治疗。人体在疾病状态下，体表的腧穴会发生敏化，刺激反应更加敏感，会呈现小刺激大反应的现象，称为穴位敏化。当悬灸比较敏感的穴位时，灸疗的效果会出现倍增效应。

热敏灸的具体操作方法如下。

（1）点燃艾条：在原定的穴位附近，利用点燃的艾条探测热敏点。探测方法：利用回旋灸、循经往返灸、雀啄灸、温和灸等其中的一种或者多种方法，灸至皮肤潮红，并与被灸者随时沟通，询问其灸感。

（2）选取最优热敏穴：在探测热敏点的过程中，有些穴位会出现不同的灸感，一般分为热觉灸感和非热觉灸感，优先选择非热觉灸感（如酸、痛、胀等灸感)的热敏穴施灸。

(3)施灸：找到热敏穴后，一般采用悬起灸、回旋灸、往返灸、雀啄灸等方法组合或者单个灸法进行施灸。

(4)灸量控制：热敏灸的灸量要因人而异，一般灸到灸感消失即可。

操作注意：在整个热敏灸的操作过程中，探测和选取热敏点是关键，需要施灸者和被灸者全身心投入，尤其是被灸者，要仔细感受身体出现的灸感。

(三)温针灸

温针灸是针刺与艾灸结合应用的一种方法，适用于既需要留针，又适宜用艾灸的病证。操作时，将针刺入腧穴得气后，先给予适当补泻手法并留针，再将纯净细软的艾绒捏在针尾上，或用一段长约2cm的艾条插在针柄上，点燃施灸，待艾绒或艾条烧完后，除去灰烬，出针。

(四)温灸器灸

温灸器是用金属特制的一种圆筒灸具，又称温灸筒。其筒底有尖有平，筒内套有小筒，小筒四周有孔。施灸时，将艾绒或药物装入温灸器的小筒内，点燃后，将温灸器之盖扣好，即可置于腧穴或应灸部位进行熨灸，以所灸部位的皮肤出现红晕为度。温灸器灸具有调和气血、温中散寒的作用。

(五)雷火灸

雷火灸的特点是施灸时都用粗艾条(最少都需要用直径4.0cm以上的艾条)，并且一般不用纯艾条，而是用经过中药特制配方的药艾条进行施灸。

(1)优点：施灸面积广、灸量足、火力足，对一些虚寒证的患者效果较好，根据配比中药的不同，效果会有差异。

(2)缺点：和很多粗艾条一样，不建议长期使用雷火灸条艾灸，会加重艾灸伤阴的问题。

五、灸法的注意事项

(1)面部穴位、乳头、大血管等处均不宜使用直接灸，以免因烫伤而形成瘢痕；关节活动部位亦不适宜用化脓灸，以免化脓溃破，不易愈合，甚至影响功能活动。

（2）一般空腹、过饱、极度疲劳和对灸法恐惧者，应慎用灸法。对于体弱患者，灸疗时艾炷不宜过大，刺激量不可过强，以防晕灸。一旦发生晕灸，应及时处理。

（3）孕妇的腹部和腰骶部不宜施灸。

（4）灸后的处理：施灸过量，时间过长，局部出现水疱，只要不擦破，可任其自然吸收；如水疱较大，可用消毒毫针刺破水疱，放出水液，再涂以甲紫，并以纱布包敷。对于瘢痕灸者，在灸疮化脓期间，1个月内慎做重体力劳动，勿用手抓疮面局部，以保护痂皮，并保持清洁，防止感染。

（5）对局部皮肤知觉减退及昏迷患者，应掌握好热量，防止发生烫伤。

（6）做好防护，以防艾火掉落而烧伤皮肤或烧坏衣裤。使用温针时，可用硬纸片剪一小孔，套住针体，平放在进针处，以避免艾火直接掉落于皮肤上。施灸后，必须将艾火彻底熄灭，以防失火。

六、灸法的禁忌证

（1）凡实热证或阴虚发热、邪热内炽等证，如高热、高血压危象、肺结核晚期、大量咯血、呕吐、严重贫血、急性传染性疾病、皮肤痈疽疮疖并有发热者，均不宜使用艾灸疗法。

（2）器质性心脏病伴心功能不全、精神分裂症、孕妇的腹部及腰骶部均不宜施灸。

（3）颜面部、颈部及大血管走行的体表区域、黏膜附近均不宜施灸。

（4）空腹、过饱、极度疲劳者应慎灸。

七、艾灸后的反应

1. 皮肤潮红

艾灸时，由于热力的作用，会使局部的毛细血管扩张，刺激血液流动，因此会出现皮肤潮红的现象。

2. 灸疱

灸疱是灸疮的前一个阶段，多见于化脓灸。

3. 灸疮

灸疮是艾灸的特征性表现，即使出现灸疮，也要坚持温和灸，让艾灸效力持续，以免出现病情反复。

4. 口渴

很多人艾灸后会口渴，属正常现象。艾灸后可饮用适量红糖水或温开水，不宜饮用菊花茶等寒凉性质的饮料，否则会影响艾灸的效果。

5. 灸感传导

施灸部位或远离施灸的部位可产生其他感觉，如酸、胀、麻、热、重、痛、冷等。

（刘双萍）

第三章
拔罐疗法

　　拔罐疗法古称角法，又名火罐气、吸筒疗法，是以罐为工具，利用燃烧排除罐内空气，造成负压，使之吸附于腧穴或应拔部位的体表，产生刺激，使被拔部位的皮肤充血、瘀血，以达到防治疾病的目的。拔罐疗法早在马王堆汉墓出土的帛书《五十二病方》中就有记载，历代中医文献中亦多有论述，主要为外科治疗疮疡时，用来吸血排脓，后又广泛用于肺结核、风湿病等内科病证的治疗。随着医疗实践的不断发展，不仅罐的质料和拔罐的方法不断得到改进和发展，而且治疗的范围也逐渐扩大，外科、内科疾病中都有拔罐的适应证，并经常和针刺配合使用。因此，拔罐疗法也是针灸治疗中的一种重要方法。

　　拔罐要用到罐具。罐具的种类有很多，如竹罐、陶瓷罐、金属罐（铜罐、铁罐）、玻璃罐、抽吸罐等，临床中以玻璃罐和抽吸罐使用最多。

　　拔罐具有活血行气、止痛消肿、散寒除湿、散结拔毒、退热等作用，适用于感冒、咳嗽、肺炎、哮喘、头痛、胸胁痛、风湿痹痛、腰腿痛、扭伤、胃痛、疮疖肿痛、毒蛇咬伤等。拔罐时，应注意选用罐口光滑、大小适宜的罐具，拔罐时间不宜过长。常用的拔罐方法有闪罐法、投火法、抽气法、水罐法、留罐法、走罐法、刺络拔罐法等。

一、罐的种类

罐的种类有很多，临床常用的有竹罐、陶罐、玻璃罐和抽气罐等。

1. 竹罐

用直径 3～5cm 坚固无损的竹子，截成 6～8cm 或 8～10cm 长的竹管，一端留节作为罐底，另一端作为罐口，用刀刮去青皮及内膜，制成形如腰鼓的圆筒，用砂纸打磨，使罐口光滑平正。竹罐的优点是取材容易、轻巧、不易摔碎，缺点是容易开裂、漏气，吸附力不大。

2. 陶罐

陶罐是用陶土烧制而成的。罐的两端较小，中间略向外凸出，状如瓷鼓，底平，口径大小不一，口径小者较短，口径大者略长。这种罐的优点是吸力大，但质地较重，容易摔碎而损坏。

3. 玻璃罐

玻璃罐是在陶罐的基础上改用玻璃加工而成的，形如球状，罐口平滑，分为大、中、小 3 种型号。玻璃罐的优点是质地透明，使用时可直接观察局部皮肤的变化，便于掌握时间，临床应用较为普遍；缺点是容易破碎。

4. 抽气罐

抽气罐即用青霉素、链霉素药瓶或类似的小药瓶将瓶底切去、磨平，并打磨光滑，瓶口的橡胶塞须保留完整，以便于抽气时使用，目前也有用透明塑料制成的抽气罐，上面加置活塞，以便于抽气。抽气罐也易破碎。

二、拔罐疗法的种类

(一)火罐法

火罐法利用燃烧时火焰的热力排去空气，使罐内形成负压，将罐吸着在皮肤上。火罐法包括下列几种方法。

1. 投火法

投火法是将薄纸卷成纸卷，或裁成薄纸条，燃着到 1/3 时，投入罐里，将火罐迅速扣在选定的部位上。投火时，不论使用纸卷或纸条，都要求必须高出罐口1寸，等到燃烧1寸左右后，纸卷和纸条都能斜立在罐里一边，使火焰不会烧到皮肤。初学投火法时，还可在被拔的部位放一层湿纸，或涂点水，让其吸收热力，以保护皮肤。

2. 闪火法

用8号粗铁丝，一头缠绕石棉绳或线带，做成酒精棒。使用前，将酒精棒稍蘸95%酒精，用酒精灯或蜡烛燃着，将带有火焰的酒精棒一头在罐底一闪，迅速撤出，马上将火罐吸拔在相应的部位上，此时罐内已成为负压，即可吸住。闪火法的优点是当闪动酒精棒时火焰已离开火罐，罐内无火，可避免烫伤。

3. 滴酒法

向罐内壁中部滴一两滴95%酒精，将罐子转动一周，使酒精均匀地附着于罐的内壁上（注意不要流到罐口），然后用火柴将酒精点燃，将罐口朝下，并迅速将罐扣在选定的部位上。

4. 贴棉法

扯取一小块大约0.5cm见方的脱脂棉，薄蘸95%酒精，紧贴在罐壁中段，用火柴点燃，立即将罐子吸拔在选定的部位上；或准备一个不易燃烧及传热的块状物，直径2～3cm，放在应拔的部位上，上置小块酒精棉球，将棉球点燃，马上将罐扣上，可立刻吸住。

（二）水罐法

水罐法一般使用竹罐，先将罐放入锅内，加水煮沸，使用时，将罐倾倒，用镊子夹出，甩去水液，或用毛巾紧扪罐口，趁热按在皮肤上，即能吸住。

（三）抽气法

先将以青霉素、链霉素等废瓶磨成的抽气罐紧扣在需要拔罐的部位上，用注射器通过橡皮塞抽出瓶内空气，使瓶内产生负压，即能吸住；或用抽气筒套在塑料杯罐的活塞上，将空气抽出，即能吸住。

三、拔罐疗法的相关操作

(一)常见的操作方法

临床应用拔罐疗法时，可根据不同病情选用不同的拔罐疗法。常见的拔罐疗法有以下 6 种。

1. 留罐

留罐又称坐罐，即拔罐后将罐吸附留置于施术部位 10 ~ 15 分钟，然后将罐起下。此法对于一般疾病均可应用，而且单罐、多罐皆可应用。

2. 走罐

走罐又称推罐，一般用于面积较大、肌肉较厚的部位，如腰背部、大腿部等。走罐可选用口径较大的玻璃火罐，罐口要平滑，先在罐口或欲拔罐部位涂一些凡士林油膏等润滑剂，再将罐拔住，然后医者用右手握住罐子，向上、下、左、右需要拔罐的部位往返推动，至所拔部位的皮肤潮红、充血甚或瘀血时，将罐起下。

3. 闪罐

采用闪火法将罐拔住后，又立即起罐，再迅速拔住，如此反复多次地拔上起下，起下再拔，至皮肤潮红为度。

4. 留针拔罐

留针拔罐是针刺与拔罐相结合应用的一种方法，即先行针刺，待得气后留针，再以针为中心，将火罐拔上，留置 10 ~ 15 分钟后，起罐拔针。

5. 刺血拔罐

刺血拔罐又称刺络拔罐，即在应拔部位的皮肤消毒后，用三棱针点刺出血，或用皮肤针叩打后再行拔罐，使局部出血，以加强刺血治疗的作用。刺血拔罐一般可留置 10 ~ 15 分钟。

6. 药罐

药罐是指先在抽气罐内盛贮一定的药液，药液量一般为罐子容积的 1/2 左右，药物常用生姜、辣椒液、两面针酊、风湿酒等，或根据需要配制，然后按抽气罐法抽去空气，使罐吸附在皮肤上。

(二)常规操作步骤

(1)医者衣帽整齐，洗手、戴口罩。

(2)核对医嘱，携物至床边，再次核对治疗卡。

(3)结合患者具体情况，做好解释工作。

(4)根据病情、拔罐部位选择合适的体位(常取仰卧位、侧卧位、俯卧位、坐位)，暴露拔罐部位，注意保暖和遮挡。

(5)根据部位和拔罐方法，选择合适的罐具，并检查罐口边缘是否光滑、无缺损。

(6)根据不同的部位和治疗的需要，选择不同的拔罐方法。

(7)留罐过程中要随时观察罐口吸附情况、皮肤颜色和患者的全身情况。

(8)起罐时，一手扶住罐体，另一手用拇指或中指按压罐口旁皮肤，使空气进入罐内，即可起去。

(9)操作完毕后，协助患者穿衣，整理床单，安排患者于舒适体位，清理用物，消毒罐具。

四、拔罐疗法的适用范围

拔罐疗法的适用范围较为广泛，如风湿痹痛、各种神经麻痹，以及一些痛证(如腹痛、腰背痛、痛经、头痛等)，还可用于感冒、咳嗽、哮喘、消化不良、胃脘痛、眩晕等脏腑功能紊乱方面的病证。此外，丹毒、红丝疗、毒蛇咬伤、疮疡初起未溃等外科疾病亦可使用拔罐疗法。

五、起罐方法

起罐时，一般先用左手夹住火罐，再用右手拇指或食指在罐口旁边按压一下，使空气进入罐内，即可将罐取下。若罐吸附过强时，切不可硬行上提或旋转提拔，以免损伤局部皮肤。

六、拔罐疗法的注意事项

(1)选择大小适当的罐具，既方便操作，又能取得最佳的治疗效果。老年人、小儿、体质虚弱及初次接受拔罐者，以及皮肉浅薄部（如脸部）或胸背上部宜选用较小的罐具；腰骶部宜选用较大的罐具。一般选用透明罐具，常用玻璃罐，以便于对罐内皮肤、血液等变化进行观察。

（2）采用闪火法拔罐时，应注意棉球蘸取酒精不宜过多，以免操作过程中因酒精下滴而烧伤皮肤，甚至引起火灾，还要注意火头不能在罐口燃烧，不宜在罐内停留时间过长，以免烫伤皮肤。

（3）拔罐时的吸附力应适中，以患者自觉舒适或微有痛感而能耐受为度。

（4）走罐时要求医者动作熟练，手法轻柔，切忌用力过猛，擦伤皮肤。

（5）火罐操作后应注意对火源的管理，以防造成火灾。

（6）拔罐时要选择适当的体位和肌肉丰满的部位。若体位不当或有所移动，以及骨骼凸凹不平、毛发较多的部位，均不可用。

（7）拔罐时要根据所拔部位的面积大小而选择大小适宜的罐，操作时必须迅速，才能使罐拔紧，吸附有力。

（8）用火罐时应注意勿灼伤或烫伤皮肤。若发生烫伤或因留罐时间太长而使皮肤起水疱时，小的无须处理，仅敷以消毒纱布防止擦破即可；水疱较大时，可用消毒针将水疱刺破，放出水液，涂以甲紫，或用消毒纱布包敷，以防感染。

（9）皮肤有过敏、溃疡、水肿，以及有大血管分布的部位，不宜拔罐；高热抽搐者，以及孕妇的腹部、腰骶部，亦不宜拔罐。

（刘双萍）

第四章

推拿疗法

推拿疗法是一种非药物的物理疗法，又称按摩疗法，是以中医学的脏腑、经络学说为理论基础，并结合西医的解剖和病理诊断，用手法作用于人体体表的特定部位，以调节机体生理、病理状况，达到理疗目的的方法。推拿时，医者运用自己的双手作用于病患的体表、受伤的部位、不适的所在、特定的腧穴、疼痛的地方，运用推、拿、按、摩、揉、捏、点、拍等形式多样的手法和力道，以期达到疏通经络、推行气血、扶伤止痛、祛邪扶正、调和阴阳、延长寿命的目的。

推拿疗法不需要特殊的医疗设备，也不受时间、地点、气候条件的限制，随时随地都可施行，且疗效可靠，易学易用，基本无副作用，成为深受广大群众喜爱的养生保健措施。对正常人来说，推拿疗法能增强人体的自然抗病能力，取得保健效果；对患者来说，推拿疗法既可使局部症状消退，又可加速恢复患部的功能，从而收到良好的治疗效果。

一、推拿的作用

1. 疏通经络

《黄帝内经》言"经络不通，病生于不仁，治之以按摩"，说明按摩有疏通经络的作用，如按揉足三里、推脾经，可增加消化液的分泌量，促进消化。从现代医学角度来看，推拿疗法主要是通过刺激末梢神经，促进血液、淋巴循环及组织间的代谢过程，以协调各组织、器官间的功能，从而使机体的新陈代谢水平有所提高。

2. 调和气血

明代养生家罗洪在《万寿仙书》里说："按摩法能疏通毛窍，能运旋荣卫。"所谓运旋荣卫，就是调和气血之意。因为按摩就是以柔软、轻和之力，循经络，按穴位，施术于人体，通过经络的传导来调节全身，借以调和营卫气血，增强机体抗病能力。现代医学认为，推拿手法的机械刺激可将机械能转化为热能的综合作用，以提高局部组织的温度，促使毛细血管扩张，改善血液和淋巴循环，使血液黏滞性减低，降低周围血管阻力，减轻心脏负担，故可用于防治心血管疾病。

3. 提高免疫力

推拿疗法具有抗炎、退热、提高免疫力的作用，可增强人体的抗病能力。例如小儿痢疾，经过推拿治疗，一般症状可减轻或消失。

二、推拿的常用手法

(一)按法

医者利用指尖或指掌在患者身体适当部位有节奏地一起一落地按下，称为按法。通常使用的按法有单手按法、双手按法。临床上，在两胁下或腹部，通常应用单手按法或双手按法；背部或肌肉丰厚的地方，还可使用单手加压按法（左手在下，右手轻轻用力压在左手指背上；也可以右手在下，左手压在右手指背上）。

(二)摩法

医者用手指或手掌附在体表的一定部位，做环行而有节奏抚摩的手法，称为摩法。摩法多配合按法和推法使用，如常用于上肢和肩端的单手摩法，以及常用于胸部的双手摩法。

(三)推法

医者用指、掌或其他部位着力，做前后、上下、左右推动的手法，称为推法。临床常用的推法有单手推法和双手推法。因为推与摩不能截然分开，所以推、摩常配合使用。例如，两臂、两腿等肌肉丰厚处，多使用推摩法。

（四）拿法

医者以拇指与其他四指相对，捏住某一部位或穴位提拿揉捏的手法，称为拿法。临床常用的拿法是在腿部或肌肉丰厚处的单手拿法。例如，患者因情绪紧张、恼怒，突然发生胸闷等类似晕厥的情况，可在其锁骨上方肩背相连的地方使用单手拿法，把肌肉抓起放下，放下再抓起，以每秒拿 2 次的速度，连拿 20 次，稍微休息后，再连拿 20 次，则可使患者胸中通畅、气息自渐调和。

（五）揉法

医者用指腹或掌面轻按于治疗部位上，带动该处皮下组织按顺时针或逆时针方向做轻柔缓和揉动的手法，称为揉法。揉法具有消瘀去积、调和血行的作用，对于局部痛点较为适用。例如，对于太阳穴等面积小的地方，可用指揉法；对于背部等面积大的部位，可用掌揉法。

（六）捏法

医者以拇指与其他四指形成钳形相对用力挤压，或沿肌肉及经络做连续不断的捻转挤压的手法，称为捏法。捏法实际包括了指尖的挤压作用，由于捏法轻微挤压肌肉，因此能使皮肤、肌腱活动能力加强，可改善血液和淋巴循环。捏法是推拿常用的基本手法，常常与揉法配合进行。捏法与拿法有类似之处，拿法要用手的全力，捏法则着重在手指上；拿法用力要重些，捏法用力要轻些。

（七）颤法

颤法是一种抖动类手法，动作应迅速而短促、均匀，要求以每秒颤动 10 次左右为宜。颤法与动法一般很难分开，因此常将两者合称为颤动法。将大拇指垂直地点在患者的痛点上，全腕用力颤动，带动拇指产生震颤性抖动的手法，称为单指颤动法。用拇指与食指或食指与中指放在患者痛点或眉头等处，利用腕力进行颤动的手法，称为双指颤动法。

（八）叩击法

叩击法又称打法，要求力度轻重适宜、柔软而灵活，能给患者以轻松感。常用的叩击法有侧掌切击法、平掌拍击法、横拳叩击法和竖拳叩击法。

1. 侧掌切击法

医者将两手掌侧立，大拇指朝上，小指朝下，指与指间分开 1cm 许，手掌落下时，手指合拢，抬手时又略有分开，一起一落，两手交替进行。

2. 平掌拍击法

医者将两手掌平放在患者肌肉上，一先一后有节奏地进行拍打。

3. 横拳叩击法

医者两手握拳，手背朝上，拇指与拇指相对，握拳时要轻松，指与掌间略留空隙，两拳交替叩击。横拳叩击法常用于肌肉丰厚处，如腰腿部及肩部。

4. 竖拳叩击法

医者两手握拳，取竖立姿势，拇指在上，小指在下，两拳相对，握拳要轻松，指与掌间要留出空隙，两拳交替叩击。本法常用于腰部。

以上四种叩击法主要用于肌肉较丰厚的地方，如项、肩、背、腰、大腿、小腿等处，叩击的力量应该先轻后重，再由重而轻。当然，这里所谓的重，也不是用极重的力量，而是相对稍稍加劲的意思。总之，叩击法的力度要以患者感到舒适为度。在叩击的速度上，一般是先慢后快，慢时每秒两次，快时逐渐加到每秒六七次。

三、推拿疗法的相关技术操作

(一)皮部经筋推拿技术

皮部经筋推拿技术是以推法、摩法、拿法、擦法等作用于全身各部体表(包括皮肤、皮下组织)、经筋(包括筋膜、肌肉、韧带、关节囊等组织)，使皮部受到良性刺激，或使经筋张力发生改变的推拿技术。

1. 一指禅推法

一指禅推法是指以拇指端或罗纹面着力于施术部位，通过前臂的往返摆动带动拇指做屈伸运动的手法。其动作要领是肩、肘关节放松，拇指伸直，余指的掌指关节和指间关节自然屈曲，以拇指端或罗纹面着力于体表施术部位上，前臂做主动的横向摆动运动，带动拇指掌指关节或拇指指间关节做有节律的屈伸运动。一指禅推法一般每分钟操作120~160次，动作要求"沉肩、垂肘、悬腕、指实、掌虚"，操作时往往边推边根据临床需要，沿一定的方向移动，要求摆动的频率较快而移动的速度较慢，即紧推慢移。

一指禅推法如以指端操作，其接触面最小，易于施力，刺激相对较强；如以罗纹面操作，则接触面相对较大，刺激亦相对较平和。此两者多用于躯干部及四肢部的经络腧穴。一指禅偏峰推法接触面小而窄、轻快柔和，多用于颜面部。

2. 摩法

摩法是用手指掌面或手掌在体表做环形运动的手法。

（1）指摩法：医者将五指自然伸直，食指、中指、无名指和小指并拢，腕关节略屈，以食指、中指、无名指及小指掌面着于施术部位，前臂做主动摆动，通过腕关节带动手指在体表做环形运动，沿顺时针和逆时针方向均可，每分钟操作100~120次。

（2）掌摩法：医者将手掌自然伸直，腕关节略背伸，将手掌平置于施术部位上，前臂做主动摆动，通过腕关节带动手掌在体表做环形运动，沿顺时针和逆时针方向均可，每分钟操作100~120次。

3. 拿法

拿法是拇指与其余手指的掌面相对用力，捏住并提起皮肤和经筋等软组织的手法。三指拿法常用于颈项部及四肢部，五指拿法常用于头部。

（1）三指拿法：医者将腕关节适度放松，以单手或双手的拇指与食、中二指掌面相对用力，捏住施术部位的皮肤和经筋等软组织，捏紧后，将皮肤和经筋等软组织先上提再慢慢放下，再捏紧、提起、放下，反复操作。需要注意的是，所捏住的皮肤和经筋等软组织在放下时不可完全放松，手始终要保持一定的紧张度。

（2）五指拿法：五指拿法是拇指与其余四指掌面相对用力，捏住并提起皮肤和经筋等软组织的手法。操作时，将腕关节适度放松，以单手或双手的拇指与其余四指掌面相对用力，捏住施术部位的皮肤和经筋等软组织，捏紧后，将皮肤和经筋等软组织上提，再慢慢放下，再捏紧、提起、放下，反复操作。

4. 擦法

医者将拇指关节屈曲约 90°，其余四指屈曲的角度依次减小，如此可使手背沿掌横弓排列成弧面，使之形成滚动的接触面；以第 5 掌指关节背侧附着于施术部位上，前臂主动做推旋运动，带动腕关节做较大幅度的屈伸和一定的旋转运动，使手背面偏尺侧部在施术部位上进行不间断的往返滚动。擦法应每分钟操作 120～160 次。

5. 抹法

抹法是用拇指罗纹面或手掌掌面着力于施术部位，沿皮肤表面做任意方向移动的手法。

（1）指抹法：是用拇指罗纹面着力于施术部位，沿皮肤表面做任意方向移动的手法。操作时，医者以单手或双手拇指罗纹面紧贴于施术部位上，余指置于相应的位置以固定助力，拇指主动运动，做上下、左右直线往返或弧形曲线移动。如果是直接在皮肤上进行操作，则需要涂抹介质。

（2）掌抹法：是用手掌掌面着力于施术部位，沿皮肤表面做任意方向移动的手法。操作时，医者以单手或双手掌面紧贴于施术部位上，以肘关节的屈伸运动带动掌面做上下、左右直线往返或弧形曲线移动。

6. 拨法

拨法是以拇指或肢体其他部位深按于施术部位，垂直于肌束、肌腱或韧带走行方向进行单向或往返推动的手法。操作时，医者拇指伸直，以指端着力于施术部位，其余四指置于相应的位置以助力，拇指下压至一定的深度，再做与肌纤维或肌腱、韧带垂直的单向或来回推动。若单手指力不足时，亦可用双手拇指重叠进行操作。除拇指外，也可用其他手指的指端、指间关节或肘等部位施力。拨法适用于全身各部位的肌肉、肌腱、韧带等组织。

7. 搓法

搓法是用双手掌面置于肢体两侧做交替搓动的手法。操作时，以双手掌面置于施术部位两侧，令患者肢体放松，医者前臂与上臂部主动施力，做相反方向的较快速搓动，同时做由上而下移动或上下往返运动。搓法具有明显的疏松肌筋、调和气血的作用，常用于四肢和胸胁部、背部，尤以上肢部应用最多，且常作为推拿治疗的结束手法。

在临床实际运用中，上述这些基本操作方法可以单独或组合运用，也可以选用属于皮部经筋推拿技术的其他手法，如按法、揉法、擦法、拍法、捏法、掐法、弹法、刮法、抖法等。

(二)脏腑推拿技术

脏腑推拿技术是以按法、点法等手法作用于胸腹部、头面部等脏腑对应的体表部位，使脏腑受到手法直接刺激的推拿技术。脏腑推拿技术具有和中理气、通腑散结、行气活血等功效，适应证主要包括内科、妇科、男科等病症，如胃脘痛、腹泻、痛经、消渴、眩晕等。

1. 按法

按法是以指、掌等部位按压于施术部位的手法。指按法接触面积小，刺激较强，一般多用于面部，亦可用于肢体穴位的按压；掌按法接触面积较大，沉实有力，舒缓自然，多用于背腰部、下肢后侧、胸部及上肢部；肘按法因力大而刺激量大，可用于腰、臀、下肢肌肉丰厚处。

(1)指按法：医者以拇指端或罗纹面置于施术部位上，其余四指张开，置于相应位置以支撑助力，腕关节悬屈，拇指掌指关节屈曲施力，做与施术部位相垂直的按压。当按压力达到所需的力量后，要稍停片刻，即所谓的"按而留之"，然后松劲撤力，再做重复按压，使按压动作既平稳又有节奏性。必要时，可用双手拇指重叠进行按压，也可用手掌按于指上助力按压。

(2)掌按法：医者以单手或双手掌面置于施术部位，利用身体上半部的重量，通过上臂、前臂及腕关节传至手掌部，垂直向下按压，施力原则同指按法。操作时，也可用双手掌重叠按压。

(3)肘按法：医者屈肘，以肘的尺骨上端及鹰嘴部为着力部位，借助身体上半部的重量进行节律性的按压。

2. 点法

点法是以指端或指间关节背侧垂直按压或冲击施术部位的手法。

操作时，医者以拇指指端、中指指端、拇指指间关节背侧或食指指间关节背侧等部位着力于施术部位，垂直用力按压，使力向深部传导；或以拇指指端、中指指端等部位自施术部位上部快速冲击施术部位。点法还可借用器具来操作，如点穴棒等。点法接触面小、刺激强，易于取穴，适用于全身各部穴位。

在临床实际运用中，上述这些基本操作方法可以单独或组合运用，也可以选用属于脏腑推拿技术的其他手法，如揉法、摩法、一指禅推法、拿法、搓法、抹法等。

（三）关节运动推拿技术

关节运动推拿技术是以摇法、屈伸法等手法作用于关节，使关节在生理运动极限范围内做屈伸、旋转等运动的推拿医疗技术。关节运动推拿具有舒筋通络、滑利关节的功效，适用于全身各个关节，适应证包括常见的骨伤科疾病，如关节粘连或错缝、肌肉痉挛等。

1. 摇法

摇法是以关节为轴心，使肢体做被动环转运动的手法。

（1）摇颈：患者取坐位，颈项部放松；医者立于其背后或侧后方，以一手扶按其头顶后部，另一手扶托于其下颌部，两手臂协调用力，做环形摇转运动。

（2）摇腰：包括仰卧位摇腰法和俯卧位摇腰法。

1）仰卧位摇腰法：患者取仰卧位，两下肢并拢，屈髋屈膝；医者双手分按于其两膝部；或一手按膝，另一手按于足踝部，两手臂协调用力，做环形摇转运动。

2）俯卧位摇腰法：患者取俯卧位，两下肢伸直；医者一手按压其腰部，另一手托抱住其双下肢膝关节稍上方，两手臂协调用力，做环形摇转运动。

（3）摇肩：包括托肘摇肩法、握腕摇肩法和大幅度摇肩法。

1）托肘摇肩法：患者取坐位；医者立于其侧方，以一手按压于其肩关节上方进行固定，另一手托握其肘部，使其前臂搭放于医者前臂上，手臂部协调用力，使患者的肩关节做中等幅度的环形摇转运动。

2）握腕摇肩法：患者取坐位；医者立于其对面，以一手扶按其肩部以固定,另一手握其腕部,使其上肢外展,两手臂协调用力,使患者做肩关节中等幅度的环形摇转运动。

3)大幅度摇肩法:患者取坐位或站立位,两上肢自然下垂并放松。医者立于患者前外侧,两足前后开立,呈前弓步,令患者一侧上肢向前外上方抬起,以一手反掌托于患者腕部,另一手扶压其上,呈夹持状;将患者上肢慢慢向前外上方托起,位于下方的手应逐渐翻掌,当上举至160°左右时,即可用虎口向下握住患者腕部,另一手随上举之势,由腕部沿前臂、上臂外侧滑移至肩关节上方。医者两手协调用力,使按于患者肩部的手将肩关节略向下方按压并予以固定,握腕的手则略上提,使肩关节伸展;随即,握腕的手握住腕部摇向后下方,经下方至其前外方45°位稍停,此时扶按肩部的手已随势沿其上臂、前臂滑落于腕部,呈两手夹持患者腕部状;然后将患者手臂上抬,经医者胸前运转至初始位。在此过程中,医者握腕的手应逐渐变成手掌托腕,另一手则经患者腕部的下方交叉滑移回返至腕关节的上方。肩关节大幅度地摇转一周,可反复摇转数次。在大幅度摇转肩关节时,医者要配合脚步的移动,以调节身体重心,即当肩关节向上、向后外方摇转时,前足进一小步,身体重心在前;当向下、向前外下方摇转时,前足退一小步,身体重心后移。

(4)摇腕:患者取坐位,掌心朝下;医者双手合握患者手掌部,以两手拇指分按于患者腕背侧,余指指端扣于患者手掌面两侧,两手臂协调用力,在稍牵引的情况下,做腕关节的环形摇转运动。医者亦可一手握患者腕上部,另一手握患者指掌部,在稍牵引的情况下,做腕关节的摇转运动。

(5)摇髋:患者取仰卧位,一侧下肢屈髋、屈膝;医者一手扶按患者膝部,另一手握住患者足踝部或足跟部,将患者髋、膝关节的屈曲角度均调整到90°左右,然后两手臂协调用力,使髋关节做环转摇动。

(6)摇膝:患者取俯卧位,一侧下肢屈膝;医者一手扶按患者的股后部以固定,另一手握住患者足踝部,做膝关节的环转摇动。摇膝法亦可在仰卧位的情况下操作,先让患者屈髋、屈膝,医者以一手托扶其腘窝处,另一手握其足踝部,进行环转摇动。

(7)摇踝:患者取仰卧位,下肢自然伸直;医者坐于其足端,用一手托握其足跟部以固定，另一手握住其足趾部，在稍用力拔伸的情况下，做踝关节的环转摇动。摇踝法亦可在俯卧位情况下操作，让患者屈膝约90°，医者一手扶按其足跟，另一手握住其足趾部，两手协调施力，做踝关节的环转摇动。

2. 屈伸法

（1）伸肩法：医者半蹲，呈骑马势站于患者侧方，将患肢放于医者颈后，使其肘部恰好搭于医者肩上。医者两手围抱患者肩部，稍用力下压其肩关节，再缓缓地站起，根据患者肩关节可能外展和前屈的程度，保持在一定的高度，持续2～3分钟再放松，然后逐渐增大幅度，反复进行3～5次即可。

（2）伸肘法：患者与医者相对而坐。医者用一手托住患肢肘部，并将患肢的手夹于医者腋下，另一手按住患者的肩部，然后做推肩、抬肘动作，使患肢肘关节伸直。

（3）伸膝法：患者取仰卧位，两下肢伸直放松；医者站于其患侧，以一手托住患肢小腿，使其小腿搁在医者前臂上，另一手夹住其膝关节上方，使患肢做屈膝、屈髋运动，然后医者两手协同用力抬肘，做患肢伸膝运动，即托扶小腿之手做抬肘动作，置于膝关节之手做向后推膝动作，使患肢膝关节伸直，同时使患肢上举。患肢上举的幅度可根据病情以及患者能忍受的程度确定。

（4）伸髋法：患者取侧卧位，使患侧在上；医者站于其身后，一手握住患侧之踝部，另一手按于患者腰部，然后两手协同用力，将患肢向后牵拉，置于腰部之手同时向前推按，似拉弓状，如此一拉一放，可重复操作数次。

（5）单屈髋法：患者取仰卧位；医者站于患肢侧方，用一手握住患肢的下端（踝关节的上方），另一手捏住患者的足跟部，使患肢屈膝、屈髋，然后两手同时用力，使患者的髋、膝、踝关节同时屈曲，并尽量使患肢大腿贴近其腹部。

（6）双屈髋法：患者取仰卧位；医者用一手托住患者两足跟部，另一手扶住患者膝关节前方，使两侧膝、髋关节做屈伸动作，当达到一定限度后，医者可小幅度反复多次地推压患者膝部，并逐渐加大屈髋的角度，使患者大腿尽量贴近腹部。

（7）屈膝法：患者取俯卧位。医者站于患肢侧面，用一手握住患者小腿的下端，另一手抓住患者的跖趾部，然后使患者的膝关节逐渐屈曲，增大弯曲的角度；或用一手前臂垫置于患肢膝关节后侧，另一手握住患肢踝关节上部，然后做屈膝、屈髋运动，当达到最大限度时，垫置于膝后之手向前推压膝关节，另一手用力下压小腿，做患肢膝关节屈曲动作。

在临床实际运用中，上述这些基本操作方法常常在皮部经筋推拿技术施用后使用，可单独运用，亦可组合运用，视具体情况而定，运动幅度要由小到大，但不能超过其生理运动的极限范围。

（四）关节调整推拿技术

关节调整推拿技术是以拔伸法、扳法等手法作用于关节，调整关节周围组织张力、关节位置、肢体力线，改善或恢复关节功能状态，或使关节位置恢复正常的推拿医疗技术，具有舒筋通络、滑利关节、整复错位、松解粘连的功效，适用于全身各部关节，适应证包括常见的骨伤科疾病和脊柱相关疾病等。

1. 拔伸法

拔伸法是固定关节或肢体的一端，沿纵轴牵拉另一端的手法。

（1）颈椎拔伸法：包括颈椎掌托拔伸法和颈椎肘托拔伸法。

1）颈椎掌托拔伸法：患者取坐位；医者立于患者后方，以双手拇指端及罗纹面分别顶抵住患者枕骨下方的两侧风池穴处，两掌分置于两侧下颌部以托挟助力，两小臂置于患者两侧肩上部的肩井穴内侧，两手臂协调用力，即拇指上顶，双掌上托，同时前臂下压，缓慢地向上拔伸 1~2 分钟。

2）颈椎肘托拔伸法：患者取坐位；医者立于患者侧方，以一手扶于患者枕后部以固定助力，另一侧上肢的肘弯部托住患者下颌部，手掌则扶住患者对侧头顶以加强固定，两手协同用力，向上缓慢地拔伸 1~2 分钟。

颈椎拔伸亦可在患者取仰卧位时操作。医者取一方凳，坐在患者头端，一手扶托患者枕后部，另一手托于患者下颌部，两手协调施力，以水平方向向头端拔伸。

（2）肩关节拔伸法：包括肩关节对抗拔伸法和肩关节手牵足蹬拔伸法。

1）肩关节对抗拔伸法：患者取坐位；医者立于患者侧方，以两手分别握住患者腕部和前臂上段，将患者肩关节外展45°~60°位时逐渐用力牵拉，同时嘱患者身体向对侧倾斜，或让助手协助固定患者身体上半部，与医者的牵拉之力相对抗，持续拔伸1~2分钟。

2）肩关节手牵足蹬拔伸法：患者取仰卧位；医者取一方凳，坐于患者肩关节需拔伸一侧的身侧，将患侧下肢的足跟部置于医者腋窝下，双手分别握住患者腕部和前臂部，将患者上肢外展约20°，医者身体后倾，手足及身体协调相反施力，对患者的肩关节做对抗牵引，持续一定时间后，再内收、内旋患者的肩关节。

（3）肘关节拔伸法：患者取坐位；医者立于患者侧方，将患者上肢置于外展位，助手两手握住患者上臂上段以固定，医者一手握患者腕部，另一手握患者前臂下段，进行拔伸。

（4）腕关节拔伸法：患者取坐位；医者立于患者侧方，以一手握住患者前臂中段，另一手握住患者手掌部，两手对抗施力，进行拔伸。

（5）腰椎拔伸法：患者取俯卧位，双手抓住床头，或由助手固定其肩部。医者立于患者足端，以双手分别握住患者两下肢足踝部，身体后倾，进行拔伸。

（6）髋关节拔伸法：患者取仰卧位，助手以双手按于患者两髂前上棘处加以固定。医者立于患者侧方，将患者一侧下肢屈髋、屈膝，以一手扶于患者膝部，另一侧上肢屈肘，以前臂部托住患者腘窝部，并用胸胁部抵住患者的小腿，两手及身体协调施力，将患者的髋关节向上拔伸。

（7）膝关节拔伸法：患者取仰卧位，助手以双手合握住患者一侧下肢股部中段加以固定。医者立于患者足端，以两手分别握住患者足踝部和小腿下段，身体后倾，向患者足端方向拔伸膝关节。

（8）踝关节拔伸法：患者取仰卧位。医者立于患者足端，以一手握住患者小腿下段，另一手握住患者跖趾部，两手对抗用力，持续拔伸踝关节。

2. 扳法

医者用一手固定住施术关节的近端，另一手作用于关节的远端，然后双手做相反方向或同一方向用力，使关节慢慢被动活动至有阻力时，再做一短促的、稍增大幅度的、有控制的突发性扳动。

(1)胸背部扳法：包括扩胸牵引扳法、胸椎对抗复位法和扳肩式胸椎扳法。

1)扩胸牵引扳法：患者取坐位，两手十指交叉扣住并抱于枕后部。医者立于患者后方，以一侧膝部抵住患者背部的胸椎病变处，两手分别握扶住患者两肘部，先嘱患者做前俯后仰运动，并配合深呼吸，即前俯时呼气，后仰时吸气，如此活动数遍后，待患者身体后仰至最大限度时，将两肘部向后方做一短促的拉动，同时膝部突然向前顶抵，常可听到"喀"的弹响声。

2)胸椎对抗复位法：患者取坐位，两手抱于枕后部并交叉扣住。医者立于患者后方，两手臂自患者腋下伸入并握住患者两前臂下段，一侧膝部抵顶在病变胸椎棘突处，然后将握住前臂的两手用力下压，两前臂则用力向上，使患者颈椎前屈，并将其脊柱向上、向后牵引，而抵顶病变胸椎的膝部也同时向前、向下用力，与前臂的上抬形成对抗牵引，持续牵引片刻后，两手、两臂与膝部协同用力，做一短促的扳动，常可闻及"喀"的弹响声。

3)扳肩式胸椎扳法：患者取俯卧位，全身放松。医者立于患侧，一手以掌根抵住患者病变胸椎的棘突旁，另一手扳住对侧肩前上部，将患者肩部扳向后上方，两手协调对抗用力，当遇到阻力时，略停片刻，随即做一短促的扳动，常可闻及"喀"的弹响声。

(2)腰部斜扳法：患者取侧卧位，上侧的下肢屈髋、屈膝，下侧的下肢自然伸直。医者站在患者面向侧的床边，以位于患者头侧的肘或手抵住患者肩前部，另一肘部或手抵于患者臀部，两肘或两手做相反方向协调施力。施术时，应先做数次腰部小幅度的扭转活动，即按于肩部的肘或手与按于臀部的肘或手同时施用较小的力，使患者肩部向后方、臀部向前方进行按压，一压一松，使腰部形成连续的小幅度扭转而放松。待腰部完全放松后，再使腰部扭转至有明显阻力位时，略停片刻，然后做一短促的扳动，常可闻及"喀"的弹响声。

（3）肩关节扳法：包括肩关节外展扳法、肩关节内收扳法、肩关节内旋扳法和肩关节上举扳法。

1）肩关节外展扳法：患者取坐位。医者半蹲于患侧，将患者手臂外展45°左右，然后将患者肘关节上方处搁置于自己的一侧肩上，以两手从患者肩部两侧扣住锁紧；缓缓立起，使患者肩关节外展，至有阻力时略停片刻，双手与身体及肩部协同施力，做一肩关节外展位增大幅度的扳动。

2）肩关节内收扳法：患者取坐位，一侧手臂屈肘置于胸前，手搭扶于对侧肩部。医者立于患者身体后侧，以一手扶按于患者肩部以固定，另一手托握于患者肘部，并缓慢地向对侧胸前上托，至有阻力时，做一增大幅度的内收位的扳动。

3）肩关节内旋扳法：患者取坐位，一侧上肢的手与前臂屈肘，置于腰部后侧。医者立于患者侧后方，以一手扶按患者肩部以固定，另一手握住患者腕部，将患者的小臂沿患者腰背部缓缓上抬，以使患者肩关节逐渐内旋，至有阻力时，做有控制的上抬患者小臂动作，以使患者的肩关节产生内旋位的扳动。

4）肩关节上举扳法：患者取坐位，两臂自然下垂。医者立于患者后方，以一手握住患者一侧上肢的前臂下段，并自前屈位或外展位缓缓向上抬起，至120°~140°时，以另一手握住患者前臂近腕关节处，两手协调施力，向上逐渐拔伸牵引，至有阻力时，做一有控制的向上方向的扳动。

（4）肘关节扳法：患者取仰卧位，将一侧上肢的上臂平放于床面上。医者取一方凳，坐于患者的侧方，以一手托握患者肘关节上部，另一手握住患者前臂远端，先使肘关节做缓慢的屈伸活动，然后视患者肘关节功能障碍的具体情况来决定扳法的施用。如系肘关节屈曲功能受限，则在屈伸活动后，将肘关节置于屈曲位，缓慢地施加压力，使其进一步屈曲，向功能位靠近。当遇到明显阻力时，医者以握前臂的手施加一个稳定而持续的压力，达到一定时间后，两手协调用力，做一个短促的扳动。如为肘关节伸直功能受限，则向反方向扳动。

（5）腕关节扳法：包括屈腕扳法和伸腕扳法。

1）屈腕扳法：患者取坐位。医者立于患者对面，以一手握住患者前臂下端以固定，另一手握住患者指掌部，先反复做腕关节的屈伸活动，然后将腕关节置于屈曲位加压，至有阻力时，做一短促的扳动，可反复操作。

2）伸腕扳法：患者取坐位。医者立于患者对面，以两手握住患者指掌部，两拇指按于患者腕关节背侧，先做拔伸摇转数次，然后将患者腕关节置于背伸位，不断加压背伸，至有阻力时，做一稍增大幅度的扳动，可反复操作。

（6）髋关节扳法：包括屈髋屈膝扳法、髋关节后伸扳法、"4"字扳法、髋关节外展扳法和直腿抬高扳法。

1）屈髋屈膝扳法：患者取仰卧位，一侧下肢屈髋、屈膝，另一侧下肢自然伸直。医者立于患者侧方，以一手按压患者伸直侧下肢的膝部以固定，另一手扶按患者屈曲侧的膝部，前胸部贴近患者小腿部以助力，两手臂及身体协调施力，将屈曲侧下肢向前下方施压，使患者股前侧靠近胸腹部，至最大限度时，可略停片刻，然后做一稍增大幅度的加压扳动。

2）髋关节后伸扳法：患者取俯卧位。医者立于患者侧方，以一手按于患者一侧臀部以固定，另一手托住患者同侧下肢的膝上部，两手协调用力，使患者髋关节尽力过伸，至最大阻力位时，做一增大幅度的快速过伸扳动。

3）"4"字扳法：患者取仰卧位，一侧下肢屈膝，将屈膝的小腿下段置于另一侧下肢的股前部，摆成"4"字形。医者立于患者侧方，以一手按于患者屈曲侧的膝部，另一手按于患者对侧的髂前上棘处，两手协调用力，缓慢下压，至有明显阻力时，做一稍增大幅度而快速的下压扳动。

4）髋关节外展扳法：患者取仰卧位。医者立于患者侧方，以一手按于患者对侧下肢的膝部以固定；另一手握住患者靠近医者侧的下肢小腿部或足踝部，两手及身体协调用力，使该侧下肢外展，至有明显阻力时，做一稍增大幅度的快速扳动。

5）直腿抬高扳法：患者取仰卧位，双下肢伸直。医者立于患者侧方。助手站于医者对侧，以双手按于患者一侧膝部加以固定。医者将患者近身一侧的下肢缓缓抬起，待患者小腿抬高至与医者肩部同高时，用肩部将患者膝部抵住，并用两手将患者膝关节上部锁紧、扣住，肩部与两手臂协调用力，再将患肢逐渐上抬，使其在膝关节伸直位的状态下屈髋，当遇到明显阻力时，略停片刻，然后做一稍增大幅度的快速扳动。为加强对患肢腰部神经根的牵拉，医者可在患者下肢上抬到最大阻力位时以一手握住患者足掌前部，突然向下拉扳，使患者踝关节尽量背伸。对于患侧下肢直腿抬高受限较轻者，医者可以一手下拉患者前足掌，使患者的踝关节持续背伸，另一手扶按患者膝部以保证患肢的伸直，然后进行增大幅度的上抬。需要注意的是，坐骨神经痛急性发作，表现为疼痛明显者，应当慎用直腿抬高扳法。

（7）膝关节扳法：包括膝关节伸膝扳法和膝关节屈膝扳法。

1）膝关节伸膝扳法：患者取仰卧位。医者立于患者侧方，一手按于患者一侧下肢膝部，另一手置于患者小腿下端后侧，两手相对协调用力，至有阻力时，做一稍增大幅度的伸膝扳动。

2）膝关节屈膝扳法：患者取俯卧位。医者立于患者侧方，一手扶于患者股后部以固定，另一手握住患者足踝部，使其膝关节屈曲，至有阻力时，做一增大幅度的快速下压。膝关节扳法亦可一手抵按膝关节内侧或外侧，另一手拉足踝部，向内侧或外侧进行扳动。

（8）踝关节扳法：包括踝关节背伸扳法和踝关节跖屈扳法。

1）踝关节背伸扳法：患者取仰卧位，两下肢伸直。医者取一方凳，坐于患者足端，以一手托住患者足跟部，另一手握患者跖趾部，两手协调用力，尽量使踝关节背伸，至有明显阻力时，做一增大幅度的背伸扳动。

2）踝关节跖屈扳法：患者取仰卧位，两下肢伸直。医者取一方凳，坐于患者足端，以一手托患者足跟部，另一手握住患者跖趾部，两手协调用力，尽量使踝关节跖屈，至有明显阻力时，做一增大幅度的跖屈扳动。踝关节扳法还可一手握足跟，另一手握足跗部，进行内翻或外翻扳动。

关节调整推拿技术种类繁多，在临床治疗的实际运用中，上述这些基本操作方法常常在皮部经筋推拿技术施用后使用，可以单独或组合运用，也可以选用属于关节调整推拿技术的其他手法，如按压法（含交叉按压、冲击按压等）、脊柱微调手法、端提法、旋提法、背法、牵扳法等，视具体情况而定。

（五）经穴推拿技术

经穴推拿技术是以揉法为主要手法作用于经络腧穴，起到推动经气运行、调节脏腑功能的推拿医疗技术，可用于推拿科各种病症，还可用于保健按摩。

1. 拇指揉法

拇指揉法是以拇指罗纹面着力，按压在施术部位上，带动皮下组织做环形运动的手法。操作时，医者以拇指罗纹面置于施术部位上，其余四指置于与拇指相对或合适的位置以助力，腕关节微屈或伸直，拇指主动做环形运动，带动皮肤和皮下组织，每分钟操作 120 ~ 160 次。

2. 中指揉法

中指揉法是以中指罗纹面着力，按压在施术部位上，带动皮下组织做环形运动的手法。操作时，医者中指指间关节伸直，掌指关节微屈，以中指罗纹面着力于施术部位上，前臂做主动运动，通过腕关节使中指罗纹面在施术部位上做轻柔、灵活、小幅度的环形运动，带动皮肤和皮下组织，每分钟操作 120 ~ 160 次。为加强揉动的力量，可用食指罗纹面搭于中指远侧指间关节背侧进行操作，也可用无名指罗纹面搭于中指远侧指尖关节背侧进行操作。

3. 鱼际揉法

鱼际揉法是以鱼际着力，按压在施术部位上，带动皮下组织做环形运动的手法。操作时，医者肩部放松，屈肘成 120° ~ 140°，肘部外翘，腕关节放松，呈微屈或水平状，以手的鱼际部着力于施术部位上，前臂做主动的横向摆动，使鱼际部环形运动，带动皮肤和皮下组织，每分钟操作 120 ~ 160 次。

4. 掌根揉法

掌根揉法是以手掌掌面、掌根部位着力，按压在施术部位上，带动皮下组织做环形运动的手法。操作时，医者肘关节微屈，腕关节放松并略背伸，手指自然弯曲，以掌根部附着于施术部位上，前臂做主动运动，带动腕掌做小幅度的环形运动，使掌根部在施术部位上环形移动，带动皮肤和皮下组织，每分钟操作120~160次。

在临床实际运用中，上述这些基本操作方法可以单独或组合运用，也可以选用属于经穴推拿技术的其他手法，如按法、点法、弹拨法、叩击法、拿法、掐法等，视具体情况而定。

（六）小儿推拿技术

小儿推拿技术是以推法、摩法、捏脊法、捣法等手法作用于小儿特有的穴位上来治疗儿科疾病的推拿医疗技术。小儿推拿技术以其腧穴的操作手法不同而功效各异，因操作手法方向、轻重变化而有补、泻之分，适应证包括腹泻、便秘、疳积、遗尿、发热、咳嗽、夜啼、惊风、麻疹等。此外，小儿推拿技术也可用于小儿保健。

1. 推法

推法是以指、掌、拳或肘等着力于施术部位上，沿皮肤表面做单向直线或弧形推动的手法。推法用于小儿时，医者多以指、掌等置于施术部位上，保持均衡的压力，沿皮肤表面做单向直线或弧形推动。如果直接在皮肤上操作，需要涂抹介质（即用油、水、膏、粉等润滑物质作为介质后，再行手法操作）。推法的操作力度以不带动皮下组织为宜，各种推法均要遵循这一要求。

（1）直推法：医者用拇指桡侧或指面着力于施术部位，其余四指置于拇指对侧或相应的位置以固定助力，握指保持一定的压力，依靠拇指掌指关节运动带动其余手指运动，沿皮肤表面做单方向直线推动；或以中指罗纹面，食指与中指并拢后的罗纹面，食指、中指、无名指并拢后的罗纹面等部位着力于施术部位，腕关节伸直，依靠肘关节的屈伸活动带动手指运动，使手指掌面沿皮肤表面做单向直线推动。直推法的操作频率为200~300次/分，并应用力均匀、始终如一。

（2）分推法：医者用两手拇指桡侧或指面，或用食指与中指指面自穴位向两旁做分向推动，或做"人"字形推动。

（3）旋推法：医者以拇指指面在穴位上做顺时针方向的旋转推动。

（4）合推法：医者以两拇指罗纹面自穴位两旁向穴位处推动合拢。

2. 摩法

摩法是医者用掌心或并拢的除拇指外的其余四指指面附着在体表上，做轻柔、缓和的环形运动的手法。

3. 捏脊法

捏脊法属于捏法之一。医者用拇指指端桡侧缘向头部方向顶住脊柱或脊柱两侧皮肤，食指与中指前按，三指相对轻捏皮肤，双手交替捻动向前推进，从龟尾穴到大椎穴；或者将食指屈曲，用食指中节桡侧紧贴脊柱两侧皮肤，拇指前按，两指相对轻捏皮肤，双手交替捻动向前推进，从龟尾穴到大椎穴。

4. 捣法

捣法是医者用中指指端着力，或将手指屈曲，以食指或中指近侧指间关节的背侧着力，做有节奏的叩击穴位的方法。

在临床实际运用中，上述这些基本操作方法可以单独或组合运用，也可以选用属于小儿推拿技术的其他手法或操作，如黄蜂入洞、开璇玑、运土入水、运水入土等，视具体情况而定。

四、推拿疗法的注意事项

(1)推拿前，医者要修剪指甲、洗手，同时将指环等有碍操作的物品取掉。

(2)医者态度要和蔼，严肃细心，要耐心地向患者解释病情，争取患者的合作。

(3)患者与医者的位置要安排合适，特别是患者取坐、卧位等姿势时，要舒适而又便于操作。

(4)推拿手法要轻重适中，并随时观察患者表情，使患者有舒适感。

(5)推拿时间以每次 20~30 分钟为宜，推拿次数以 12 次为 1 个疗程。

(6)当患者在大怒、大喜、大恐、大悲等情绪激动时，不要立即为其行推拿治疗。

(7)一般应在饭后 1 小时左右为患者行推拿治疗。

（8）推拿时，应注意调节室温，以防患者着凉，可垫毛巾进行保暖。

五、推拿疗法的常见意外情况及其处理

1. 晕厥

晕厥是一种突发性、短暂性、一过性的意识丧失和昏倒，多由广泛性脑缺血致大脑皮质由常态供氧情况迅速陷入缺氧状态而引起，一般在短时间内可自行恢复。在推拿过程中，如果患者突然感到头晕、恶心，继而出现面色苍白、四肢发凉、出冷汗、神呆目定，甚至意识丧失而昏倒，即可判断为患者发生了晕厥。

推拿时发生晕厥，主要的原因可能是患者过于紧张、体质虚弱，处于疲劳或饥饿的情况下，或因推拿手法过重、时间过长而引起。一旦患者出现晕厥，应立即停止推拿，让患者平卧于空气流通处，头部保持低位，经过休息后，一般都会自行恢复。如果患者出现严重晕厥，可采取掐人中、拿肩井及合谷、按涌泉等方法，也可配合针刺等进行处理；如属于低血糖引起的晕厥，可让患者饮用适量糖水。

2. 破皮

在使用擦法时，因操作不当，有时可导致患者皮肤破损，此时应做一些外科处理，且避免在破损处操作，并防止感染。

3. 皮下出血

按摩一般不会出现皮下出血，若患者局部皮肤出现青紫现象，可能是由于推拿手法太重或患者有易出血的疾患。出现皮下出血后，应立即停止推拿，一般出血会自行停止，2～3天后可在局部进行推拿，也可配合湿敷，使其逐渐消散。

4. 骨折

推拿手法过重或动作粗暴时，患者易发生骨折。对怀疑有骨折的患者，应立即进行诊治。

预防措施：为儿童、老年人推拿时，手法不能过重；做关节活动时，手法要由轻到重，活动范围应由小到大（不能超过正常生理幅度），

并要注意患者的耐受情况，以免引起骨折。

六、推拿疗法的禁忌证

（1）诊断不明的急性脊髓损伤或伴有脊髓压迫症状的患者，在未排除脊椎骨折前，切忌进行推拿。当患者出现脑脊髓症状时，须排除蛛网膜下腔出血。

（2）对于各种骨折、骨关节结核、骨髓炎、骨肿瘤、严重的老年性骨质疏松症患者，推拿可能引起病理性骨折、肿瘤扩散转移或炎症发展扩散，应禁忌行推拿治疗。

（3）严重的心、肺、肝、肾功能衰竭的患者或身体过于虚弱者，由于不能承受强刺激，因此一般不宜接受推拿治疗，应该采取相应措施，及时进行处理。

（4）各种急性传染病、急性腹膜炎（如胃、十二指肠溃疡穿孔）者，应禁忌行推拿治疗，需考虑行手术剖腹探查。

（5）有出血倾向或有血液病的患者，推拿可能引起局部皮下出血，故不宜行推拿治疗。

（6）避免在有皮肤损伤的部位施以推拿手法，但在有褥疮的皮肤周围施轻手法可改善局部血液循环，并可使缺血性坏死的创面逐渐愈合。

（7）为了防止流产，妊娠3个月以上女性的腹部、臀部、腰骶部等部位不宜行推拿治疗。

（8）精神病患者或精神过度紧张时不宜行推拿治疗。

（刘双萍）

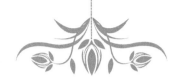

第五章
穴位注射法

穴位注射法是将药液注入穴位以防治疾病的一种治疗方法。它可将针刺刺激和药物的性能以及对穴位的渗透作用相结合，发挥综合效应，故对某些疾病有特殊的疗效。穴位注射法的适用范围很广，针灸治疗的适应证中，大部分均可采用本法，如痹病、腰腿痛等。

凡是可供肌内注射用的药物，都可供穴位注射用。常用于制作注射液的药物有当归、丹参、红花、板蓝根、徐长卿、灯盏花、补骨脂、柴胡、鱼腥草、川芎等中药，维生素 B_1、维生素 B_{12}、维生素 C、维生素 K 等维生素类药物，25% 硫酸镁、0.25%～2% 盐酸普鲁卡因、阿托品、利血平、安络血、麻黄素、抗生素类药物，以及生理盐水、风湿宁、骨宁等。

一、相关操作

1. 针具

消毒的注射器和针头，可根据需要选用不同型号。

2. 穴位选择

选穴原则同针刺疗法，但作为穴位注射法的特色，常结合经络、穴位按诊法以选取阳性反应点。如在背部、胸腹部或四肢的特定穴位出现的条索、结节、压痛，以及皮肤的凹陷、隆起、色泽变异等，软组织损伤可选取最明显的压痛点。一般每次选 2~4 穴，不宜过多，以精为要。

3. 注射剂量

注射的药物剂量应根据药物说明书的规定剂量，不能过量。做小剂量注射时，可用原药物剂量的 1/5~1/2。一般以穴位部位来分，耳部穴位可注射 0.1mL，头面部穴位可注射 0.3~0.5mL，四肢部穴位可注射 1~2mL，胸背部穴位可注射 0.5~1mL，腰臀部穴位可注射 2~5mL(或注射 5%~10% 葡萄糖注射液 10~20mL)。

4. 操作方法

嘱患者取舒适体位，选择适宜的消毒注射器和针头，抽取适量的药液，对穴位局部消毒后，医者以右手持注射器，对准穴位或阳性反应点，快速刺入皮下，然后将针缓慢推进，达一定深度后，产生得气感，如无回血，便可将药液注入。急性病、体强者，可用较强刺激，推液速度宜快；慢性病、体弱者，宜用较轻刺激，推液速度宜慢；一般疾病，则用中等刺激，推液也宜取中等速度。如所用药液较多时，可由深至浅，边推药液边退针，或将注射针向几个方向注射药液。

5. 疗程

急症患者每天 1 次或 2 次，慢性病患者一般每天或隔天 1 次，6~10 次为 1 个疗程。反应强烈者，可每 2 天注射 1 次，穴位可左、右交替使用，每个疗程间可休息 3~5 天。

二、注意事项

(1)行穴位注射治疗时，应向患者说明其治疗特点和注射后的正常反应，如注射后局部可能有酸胀感；48 小时内局部有轻度不适，有时持续时间较长，但一般不超过 1 天。

(2)严格消毒，防止感染，如注射后局部出现红肿、发热等，应及时进行处理。

(3)注意药物的性能、药理作用、剂量、配伍禁忌、副作用、过敏反应，以及药物的有效期、药液有无沉淀变质等情况。凡能引起过敏反应的药物，如青霉素、链霉素、普鲁卡因等，必须先做皮试，阳性反应者不可应用；对于副作用较强的药物，使用时亦当谨慎。

（4）一般药液不宜注入关节腔、脊髓腔和血管内，否则会导致不良后果。此外，应注意避开神经干，以免损伤神经。

（5）孕妇的下腹部、腰骶部以及三阴交、合谷等穴位处不宜使用穴位注射法进行治疗，以免引起流产；年老、体弱者选穴宜少，注射剂量应酌减。

（刘双萍）

第六章

电针疗法

电针疗法是毫针刺法与脉冲电流相结合作用于腧穴或人体特定部位的一种针刺方法。由于电针疗法综合了留针刺激和电刺激，因此在一定程度上可以提高治疗效果，目前临床应用十分广泛。

电针器的种类很多，目前临床主要应用半导体电针机。半导体电针机是用半导体元件制作的电针仪器，交/直流电两用，不受电源限制，且具有省电、安全、体积小、携带方便、耐震、无噪音、易调节、性能稳定、刺激量大等优点。它采用振荡发生器，输出接近人体生物电的低频脉冲电流，既可做电针，又可用点状电极或板状电极直接放在穴位或患处进行治疗，临床应用广泛。

只要是能控制输出电压、电流到所需强度的器械，均可用作电针器，但应注意最大输出电压和电流的关系。例如，最大输出电压在40V以上者，最大输出电流应限制在1mA以内，以免发生触电危险。

一、常用电针仪介绍

1. G-6805型电针治疗仪

本机的性能比较稳定，交/直流两用电源，可输出连续波、疏密波、断续波。连续波频率为160~5000次/分，疏密波和断续波频率为14~26次/分；正脉冲幅度为50V，负脉冲幅度为35V；正脉冲波宽为

500 微秒，负脉冲波宽为 250 微秒。仪器顶部有 5 个小型输出插孔，对应于面板上的 5 个控制旋钮，调节控制旋钮能改变输出强度。各插孔可插入针夹电极插头或电极板插头。面板中间的旋钮用以选择不同的输出波型，可控制输出连续波、疏密波、断续波。右侧的旋钮用于连续波的频率调节，左侧的旋钮用于疏密波、断续波的频率调节。拨动开关是选择交流电源或直流电源用的。氖灯指示各种波型的频率。

2. WQ - 10A 型多用电子穴位测定电针仪

本机性能较多，可用于穴位探测、电针治疗、针刺麻醉、电兴奋治疗、经络敏感测定等。

基本波型：正冲为矩形脉冲，反冲为尖脉冲。

频率及脉冲宽度："X1"挡频率为 0 ~ 100 次/秒，脉宽为 250 ~ 350 微秒；"X10"挡频率为 0 ~ 1000 次/秒，脉宽为 60 ~ 80 微秒。

脉冲幅度：负载为 250Ω 时，峰值电流不低于 60mA。

调制波型：有连续波、间断波、疏密波 3 种波型，各变动波型间的动态频率为 30 次/秒。

输出：有 1、2、3 路，3 路可串成 1 路，用作电兴奋输出。

电源：直流 6V，可用外接电源。

二、电针疗法的作用

电针疗法可调整人体的生理功能，具有止痛、镇静、促进气血循环、调整肌张力等作用。电针疗法的适用范围基本和毫针刺法相同，故其治疗范围较广，临床常用于各种痛证、痹病，心、胃、肠、膀胱、子宫等器官的功能失调，癫狂，以及肌肉、韧带、关节的损伤性疾病。此外，电针疗法还可用于针刺麻醉。

脉冲电是指在极短时间内出现的电压或电流的突然变化，即电容的突然变化构成了电的脉冲。一般电针仪输出的基本波就是这种交流脉冲，常为双向尖脉冲或双向矩形脉冲。常用的电针输出波型有疏密波、断续波和连续波。

1. 疏密波

疏密波是疏波、密波自动交替出现的一种波型。疏波、密波交替持续的时间各约1.5秒，能克服单一波型易产生适应的缺点。使用疏密波时，动力作用较大，治疗时兴奋效应占优势；能增加代谢，促进气血循环，改善组织营养，消除炎性水肿；常用于治疗出血、扭挫伤、关节周围炎、气血运行障碍、坐骨神经痛、面瘫、肌无力、局部冻伤等。

2. 断续波

断续波是有节律的时断时续、自动出现的一种波型。断时，在1.5秒内无脉冲电输出；续时，是密波连续工作1.5秒。使用断续波时，机体不易产生适应，动力作用颇强，能提高肌肉组织的兴奋性，对横纹肌有良好的刺激收缩作用，常用于治疗痿证、瘫痪等。

3. 连续波

连续波亦称可调波，是单个脉冲采用不同方式组合而形成的。连续波的频率有每分钟几十次至每秒钟几百次不等，频率快的叫密波（或叫高频连续波），一般频率在50~100次/秒；频率慢的叫疏波（或叫低频连续波），一般频率在2~5次/秒。使用连续波时，可用频率旋钮任意选择疏、密波型。高频连续波易抑制感觉神经和运动神经，常用于止痛、镇静、缓解肌肉和血管痉挛等；低频连续波，短时可兴奋肌肉，长时可抑制感觉神经和运动神经，常用于治疗痿证和各种肌肉、关节、韧带、肌腱的损伤以及慢性疼痛等。

三、电针的操作方法

1. 配穴处方

电针疗法的配穴处方原则与针刺疗法相同，一般选用针刺疗法的主穴，配用相应的辅助穴位，多选同侧肢体的1~3对穴位。

2. 电流刺激强度的调节

当电流达到一定强度时，患者有麻、刺感，这时的电流强度称为"感觉阈"。如电流强度再稍增加，患者会突然产生刺痛感，能引起疼痛感觉的电流强度称为电流的"痛阈"。感觉阈和痛阈因人而异，在各种病理状态下，其差异也较大。一般情况下，在感觉阈和痛阈之间的电流强度是治疗最适宜的刺激强度，但此区间范围较小，需仔细调节。

电流强度应以患者能耐受为宜，由于患者对电流刺激量会产生耐受，因此亦可在治疗过程中进行调整。

3. 具体操作

（1）将毫针刺入所选穴位，待得气后，将电针仪的输出线分别夹持在毫针体上。每一对输出电极最好连接同一侧的两个穴位，把电针仪的输出电位器调至"0"，再打开电源开关，选择所需的频率和强度。在治疗过程中，患者往往会发生电适应，即觉得刺激强度逐渐变小，应及时进行调整。电针刺激时间一般为 10～20 分钟，但也有长达 0.5～1.0 小时者。电针刺激强度多以患者能耐受为度。

（2）治疗完毕后，先将电位器调到"0"，再关闭电源，以避免关闭电源时产生突然增强的电刺激。撤去导线，将毫针轻轻捻动几下，拔出。起针后，要观察毫针的针体有否变黑、变细或缺损，如出现这些情况，要停止使用这种电针仪。

（3）电针的穴位配方原则与毫针刺法相同，但一般要求成双取穴，因为用单穴不能形成电流回路，达不到电刺激的目的。如仅需取单个穴位时，可将电针仪的一根输出线接在毫针上，另一根输出线接在用水浸湿的纱布上，湿纱布可放置在同侧的皮肤上。

四、电针疗法的注意事项

电针在使用过程中为避免意外的发生，除了必须遵循毫针刺法的各项注意事项外，尚要重视以下几个方面。

（1）应按所取穴位的安全深度选取针根无剥蚀、针柄无氧化的毫针，针刺的深度可比一般体针略浅一些，以免通电后由于肌肉收缩使针刺深度发生变化而导致意外。

（2）电针治疗仪的电钮在使用前必须置于"0"位。因电钮在大电流量的位置上而医者贸然开机，除可能发生肌肉突然痉挛而致弯针、折针外，甚至还可能发生心脏纤颤。在调节电针仪的输出强度电位器时，要细心、缓慢，尤其是调至接近患者能耐受的电刺激强度时更要注意，以免患者受不了突然增强的电刺激而发生惊跳。例如，电针仪器最大输出电压在 40V 以上者，最大输出电流应限制在 1mA 以内，以防止触电。另外，应根据患者病情需要、体质情况及通电后的反应来调节电流，而不要仅根据患者要求，盲目加大电量而造成不良后果。

（3）通电时间一般以20分钟为宜，可用定时器定时，国内曾报道过一例通电40分钟而致大面积灼伤的病例，应引起重视。

（4）一般不要在胸背部留针，以防通电后针刺深度变化而伤及内脏；心脏附近也应避免使用电针，特别是患有严重心脏病者，更应注意避免电流回路经过心脏；不横跨脊髓通电，以防损伤脊髓，甚至发生脊髓休克。

（5）对老年人使用电针时，因其反应迟钝和骨质疏松，故应适当减小电流量，以防发生灼伤和骨折；对于精神病患者，因其不能自述针感，易躁动，使用电针时应固定患者体位，并注意其表情和反应变化，以防意外发生。

（6）由于电针治疗的刺激量大于一般的单纯针刺治疗，因此更应当注意防止晕针。接受电针治疗时，要求患者取舒适体位，如患者有过度疲劳、饥饿、恐惧等情况时，则暂不宜行电针治疗；如果必须使用电针治疗，则最好选用卧位。

（7）应用过一段时间的毫针，在针柄与针体的交界处很容易发生折断。由于电针治疗中常会引起肌肉较强收缩，因此旧毫针必须常检查和调换。做过温针的毫针，针柄部常因燃艾而使金属氧化，引起导电不良，使用时须将输出电线夹持在针体上。

（8）电针仪的输出导线很容易发生折断，折断处常在插头柄附近或近针夹处。这种折断的导线外层塑料皮往往仍保持完好，而内部的多股铜线已断裂，因此不易被发觉。导线断裂后，在使用时或者没有感觉，或者患者感到电刺激忽有忽无，此时要修理后再用或更换新导线。

（9）电针扶突、人迎等穴位时，需注意不可进针太深或电刺激量过大，否则可引起迷走神经反应或颈动脉窦综合征，患者可出现脉率和血压下降、期前收缩、面色苍白、出冷汗等一系列表现。如出现这种现象，须立即将针退出或减轻刺激量，一般患者可很快恢复。

（10）危重患者、孕妇，以及过度劳累、饥饿、醉酒者，不宜用电针进行治疗。体质虚弱、精神紧张者，应注意电流不宜过大。

（11）应用电针要注意针刺耐受现象的发生。电针仪器的干电池使用一段时间后，如输出电流微弱，须更换新电池。

（刘双萍）

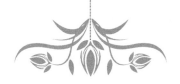

第七章

耳穴贴压法

耳穴贴压法又称耳穴埋籽法，是用代替针的药丸、药籽、谷类等置于胶布上，贴于相应耳穴处，用手指按压，以刺激耳穴，通过经络传导，达到行气止痛、宁心安神、调节机体平衡、防治疾病目的的一种方法。

一、耳穴贴压法的适应证

（1）疼痛性疾病，如外伤性疾病、手术后疼痛、神经性疼痛以及各类晚期癌肿所致的疼痛。

（2）炎症性疾病。

（3）功能紊乱性疾病。

（4）过敏性与变态反应性疾病。

（5）内分泌代谢性疾病。

（6）传染性疾病。

此外，耳穴贴压法尚有催产、催乳功能，也可用于食物中毒，还可预防输血反应。

二、耳穴贴压法的相关操作

（1）选定耳穴。

（2）消毒并脱脂。

（3）贴压耳穴。

(4)按压穴位：每次贴压后，可在耳穴上留置 3 ~ 7 天，初诊患者、疼痛患者可留置 3 ~ 4 天后更换穴位再贴；病情已好转或巩固疗效者可 5 ~ 7 天更换 1 次，贴压期间，嘱患者每天按压 3 ~ 5 次，每次每穴按压 5 分钟。

三、耳穴贴压法的注意事项

(1)严格消毒，预防感染。若局部出现红肿，可用皮肤消毒液消毒，每天 2 次或 3 次，外用消炎药，防止引起软骨膜炎。

(2)耳穴贴压法的材料应选用光滑、大小和硬度适宜的种子，不宜选用有尖角或不光滑的种子，以免按压时损伤皮肤。如选用质软的种子，则按压作用不大；如种子发霉，亦不能使用。

(3)按压时的力度不可过大，并且切忌揉搓；若胶布发生潮湿脱落，应及时更换胶布固定。对胶布过敏者，可缩短贴压时间，并加压肾上腺、风溪穴，或改用其他耳针方法治疗。

(4)留籽时间视季节气候而定，夏季可留置 1 ~ 3 天，春秋季可留置 2 ~ 3 天，冬季可留置 5 ~ 7 天，每天自行按压 3 ~ 5 次，每次每穴按压 1 ~ 2 分钟。在留置期间，应密切观察患者有无不适等情况。

(5)对扭伤和有运动障碍的患者，按压后耳郭出现充血、发热时，嘱患者适当活动患部，并可在患部进行按摩、艾灸等，以提高疗效。

(6)夏季不能贴压时间太久，冬季耳部有冻疮或其他疾病时也不能贴压时间太久，一般胶布使用 2 ~ 3 天需进行更换。

(7)过度饥饿、疲劳者，精神高度紧张者，年老体弱者以及孕妇，按压力度宜轻；急性疼痛性病证者，宜重手法强刺激。对于习惯性流产者，应慎用本疗法。

四、耳穴贴压法的禁忌证

(1)严重心脏病患者不宜使用本疗法，更不宜采用强刺激手法。

(2)严重器质性疾病及伴有重度贫血者不宜使用本疗法。

(3)外耳患有严重的炎症，如湿疹、溃疡、冻疮破溃等情况，不宜使用本疗法。

(4)女性孕期、经期不宜使用本疗法。

（刘双萍）

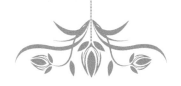

第八章

刮痧疗法

　　刮痧疗法是以中医脏腑经络学说为理论指导，博采针灸、推拿、点穴、拔罐等非药物疗法之所长，所用工具是以水牛角为材料制作的刮痧板，对人体具有活血化瘀、调整阴阳、舒筋通络、排除毒素等作用，既可保健，又可治疗的一种自然疗法。刮痧疗法是中医学的重要组成部分，具有适应证广、疗效显著、操作方便、经济安全等优点，深受广大患者的喜爱。

　　刮痧疗法除使用水牛角外，还可使用边缘光滑的嫩竹板、瓷器片、小汤匙、铜钱、硬币、玻璃、头发、苎麻等为工具，蘸以食油或清水，在体表部位进行由上而下、由内向外反复刮动，多用于治疗夏秋季时气病，如中暑、外感、肠胃道疾病等。有学者认为，刮痧是由推拿手法变化而来的。《保赤推拿法》载："刮者，医指挨儿皮肤，略加力而下也。"元、明时期，亦有较多的刮痧疗法记载，并称之为"夏法"。及至清代，有关刮痧的描述更为详细，如郭志邃《痧胀玉衡》曰："刮痧法，背脊颈骨上下，又胸前胁肋两背肩臂痧，用铜钱蘸香油刮之。"

一、刮痧工具

1. 苎麻

　　这是较早使用的工具，选取已经成熟的苎麻，去掉皮和枝叶，晒干，选用根部较粗的纤维捏成一团，在冷水里蘸湿，即可使用。

2. 头发

取长头发，揉成一团，蘸香油，即可使用。

3. 小蚌壳

取边缘光滑的蚌壳，多为渔民习用。

4. 铜钱

取边缘较厚而又没有缺损的铜钱，作为刮痧器具。

5. 牛角制品

通常选用挑取药粉的牛角及其他材料制成的药匙或刮痧板。

二、刮治部位

1. 背部

嘱患者取侧卧或俯卧位，或伏坐于椅背上，先从第 7 颈椎刮起，沿着督脉由上而下刮至第 5 腰椎，然后从第 1 胸椎旁开，沿肋间向外侧斜刮。此为最主要且常用的刮痧部位。

2. 头部

头部主要选取眉心、太阳穴进行刮治。

3. 颈部

颈部主要选取项部两侧、双肩板筋部（胸锁乳突肌）或喉头两侧进行刮治。

4. 胸部

胸部主要选取第 2 至第 4 肋间，从胸骨向外侧刮。需要注意的是，乳房应当禁刮。

5. 四肢

四肢主要选取臂弯（在肘的屈侧面）、膝弯（腘窝）等处进行刮治。

三、刮痧疗法的作用机制

刮痧疗法具有宣通气血、发汗解表、舒筋活络、调理脾胃等功能，而五脏之背俞穴皆分布于背部，刮治后可使脏腑秽浊之气通达于外，促使周身气血流畅，逐邪外出。根据现代医学分析，本疗法首先可作用于神经系统，借助神经末梢的传导以加强人体的防御功能；其次可作用于循环系统，使血液回流加快，循环增强，还可使淋巴液的循环加快。

此外，刮痧疗法还可通过以下几种机制排除体内的毒素。

1. 利尿排毒

运用刮痧疗法刮拭肾经、膀胱经等经络循行部位，并在治疗前、后各饮一杯温开水，可起到利尿排毒作用。

2. 发汗排毒

应用具有发汗解表作用的挥发性刮痧油作为介质，进行刮痧治疗，能促使毛孔张开、汗液排泄，加快新陈代谢，以利于体内毒素与废物的排出。

3. 清除毒素

刮痧疗法的出痧过程可使局部组织高度充血、血管扩张、血液及淋巴液循环增快、吞噬作用及转运能力加强，从而加速体内废物、毒素的清除。

四、刮痧疗法的适应证

刮痧疗法临床应用范围较广，主要用于痧证，也可用于呼吸系统和消化系统等疾病。

1. 痧证

痧证多发生于夏、秋季，患者表现为微热形寒、头昏、恶心、呕吐、胸腹或胀或痛，甚则上吐下泻，多起病突然。行刮痧疗法时，可取背部脊柱两侧自上而下刮治。如见神昏者，可加用眉心、太阳穴。

2. 中暑

对于中暑患者，可取脊柱两旁自上而下轻轻顺刮，逐渐加大力度。

3. 伤暑表证

对于伤暑表证患者，可取颈部痧筋（颈项双侧）进行刮治。

4. 伤暑里证

对于伤暑里证患者，可取背部刮治，并配用胸部、颈部等处。

5. 湿温初起

对于湿温初起（如感冒、厌食、倦怠、低热等）的患者，可取背部自上而下顺刮，并配用苎麻蘸油在腘窝、后颈、肘窝部刮治。

6. 感冒

对于感冒患者，可取生姜、葱白各 10g，切碎和匀，布包，蘸热酒，先刮前额、太阳穴，然后刮背部脊柱两侧，也可配用刮肘窝、腘窝。如有呕恶者，加刮胸部。

7. 发热、咳嗽

对于发热、咳嗽患者，可取颈部向下至第 4 腰椎处顺刮，同时刮治肘部、曲池穴。如咳嗽明显者，可再刮治胸部。

8. 风热喉痛

对于风热喉痛患者，可取第 7 颈椎至第 7 胸椎两旁（蘸盐水）刮治，并配合使用拧提颈部前两侧肌肉（胸锁乳突肌）约 50 次。

9. 呕吐

对于呕吐患者，可取脊柱两旁自上而下直至腰部进行顺刮。

10. 腹痛

对于腹痛患者，可取背部脊柱两侧进行刮治，也可同时刮治胸腹部。

11. 疳积

对于疳积患者，可取长强穴至大椎穴处进行刮治。

五、刮痧疗法的相关操作

1. 拿刮板法

用手掌握住刮板，治疗时，使刮板厚的一面对着手掌；保健时，使刮板薄的一面对着手掌。

2. 刮拭方向

颈、背、腹、上肢、下肢部从上向下进行刮拭，胸部从内向外进行刮拭。

3. 刮痧的补法与泻法

一般来讲，顺着经络的走行方向进行刮拭为补刮，逆着经络的走行方向进行刮拭为泻刮。

4. 刮痧时间

用泻法或平补平泻手法刮痧时，每个部位一般刮 3 ~ 5 分钟；用补法进行刮痧时，每个部位刮 5 ~ 10 分钟。

六、刮痧疗法的注意事项

（1）刮痧时应尽量避风。

（2）出痧后，一般 5 ~ 7 天可以退去，平时可以补刮，以加强退痧的作用。

（3）刮痧会使汗孔扩张，刮痧结束后半小时内不可冲冷水澡。

（4）刮痧后需要喝一杯温开水，以补充体内消耗的津液、促进新陈代谢，加速代谢产物的排出。

（5）进行刮痧治疗时，室内要保持空气流通，如天气转凉或天冷时，应适当调高室内温度，以免患者感受风寒。

（6）刮痧时需要涂以适宜的介质，且刮痧工具必须边缘光滑，没有破损。

（7）初刮时，要掌握好手法轻重，刮拭 3 ~ 5 下即见皮肤青紫而患者并不觉痛者，为本疗法的适应证。如见皮肤发红，患者呼痛，则非本疗法的适应证，应及时就医。

（8）刮痧疗法的体位可根据需要而定，一般可取仰卧位、俯卧位、仰靠位、俯靠位等，以患者舒适为度。

（9）刮痧的条数多少，应视具体情况而定，一般每处刮 2 ~ 4 条，每条长 2 ~ 3 寸即可。

（10）刮完后，应帮助患者擦干油或水渍，并在青紫处涂抹少量驱风油，并嘱患者休息片刻。如患者自觉胸中烦闷、心中发热等，可在患者胸前两侧第 3 肋间和第 4 肋间隙处各刮一道，即可恢复平静。

（11）刮痧后，嘱患者不宜发怒、烦躁或忧思焦虑，应保持情绪平稳。同时，应嘱患者忌食生冷瓜果和油腻食品。

（12）刮痧后，若患者病情反而加重，应及时送医院进行诊治。

七、刮痧疗法的禁忌证

（1）对于危重症患者，如急性传染病，以及严重的心脏病、高血压、中风等患者，应立即送医院进行治疗，禁用本疗法。

（2）凡刮治部位的皮肤有溃烂、损伤、炎症者，均不能使用本疗法；如为上述病症初愈者，也不宜使用本疗法。

（3）饱食后或饥饿时，以及对刮痧恐惧者，应当忌用本疗法。

（刘双萍）

第九章

穴位按摩疗法

穴位按摩疗法是以中医学理论为指导，以经络腧穴学为基础，以穴位按压为主要措施，用来防病治病的一种方法。穴位按摩可通过刺激人体特定的穴位，激发人的经络之气，达到通经活络、调整人体功能、祛邪扶正的目的。

一、穴位按摩疗法的作用及常用手法

穴位按摩疗法以经络穴位按摩为主，其手法渗透力强，可以放松肌肉、解除疲劳、调节人体功能，具有提高人体免疫力、疏通经络、平衡阴阳、延年益寿之功效。

穴位按摩疗法的常用手法主要包括8种，即按、摩、推、拿、揉、捏、颤、打，一般不单独使用，而以几种手法相互配合进行治疗。

二、穴位按摩疗法的操作常规

（1）进行腰腹部按摩时，应嘱患者先排空膀胱。

（2）为患者安排合适的体位，必要时可协助患者松开衣扣，注意保暖。

（3）根据患者的症状、发病部位、年龄及耐受性，选用适宜的手法和刺激强度。

（4）操作过程中应注意观察患者对手法的反应，若有不适，应及时调整手法或停止操作，以防发生意外。

（5）操作后应协助患者穿衣，并为其安排舒适体位，做好记录并签字。

三、穴位按摩治疗常见病症举例

1. 胃肠道疾患

（1）医者用双手拇指贴于患者胸前，其余四指贴于患者两腋下，相对用力提拿胸部肌肉，提拿一下，放松一下，同时由内向外移动，重复3遍。

（2）医者用双手拇指从患者膻中穴向两侧乳中穴分推，并沿肋间继续向外平推至胸侧，然后向下移一个肋间隙，再从胸前正中线开始至肋间向外分推至胸侧，循序而下。

（3）从腹中线向两侧分推，由上腹部向下腹部依次进行，反复3遍。

（4）医者用双手拿捏患者腹部，从一侧腹部向对侧进行，上、下腹各拿捏1遍。拿捏时，医者用双手拿起一块腹部肌肉（皮肤、皮下组织及肌肉），轻轻提起，稍停片刻，松开前移，再拿捏起一块肌肉，放松再做，重复3遍。

（5）用手掌按摩腹部，先从腹部中央开始，以顺时针方向环转摩腹，并由内逐渐向外环转30～50次，再以逆时针方向由外向内环转30～50次。

以上按摩方法对腹胀、腹痛、胸闷不畅及胃肠道功能紊乱等疾患具有良好的治疗作用。

2. 落枕

（1）医者将左手或右手食、中、无名指并拢，在患者颈部疼痛处寻找压痛点（多在胸锁乳突肌、斜方肌等处），由轻到重按揉5分钟左右，可左、右手交替进行。

（2）用小鱼际由患者肩颈部从上到下、从下到上轻快、迅速地击打2分钟左右。

（3）用拇指和食指拿捏患者左、右风池穴及肩井穴各1～2分钟。

（4）以拇指或食指点按落枕穴（手背第2、3掌骨间，指掌关节后0.5寸处），待有酸胀感时，再持续点按2～3分钟。

（5）协助患者进行头颈部前屈、后仰、左右侧偏及旋转等活动，注意动作应缓慢进行，切不可用力过猛。

（刘双萍）

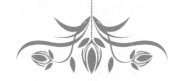

第十章
药棒疗法

药棒疗法是在穴位上涂以药水后，用特别的木棒进行叩击来治疗疾病的方法。本疗法是一种独具风格的外治方法，清代《医宗金鉴》中称其为"振挺"，并解释为"振即振击，挺即木棒"，即用木棒叩击患部以治疗疾病。近代医家虽多已不再采用本疗法，但民间仍在沿用，并称其为"神棍""摩棒""打棒子""敲膀子"等。

一、药棒疗法的相关操作

取一根长 26～40cm、宽 1～2cm、厚 0.7～1cm，且表面光滑、略成弧形的木棒，在特制的药液中浸透数天后备用。治疗前，在所选穴位上涂抹适当的药水，然后用木棒以不同手法进行叩击。经反复涂药、叩击，至局部出现斑块或皮肤呈橘皮样，患者自感灼热，疼痛减轻或消失为度。一次药棒治疗约需15分钟，10次为1个疗程。

根据病情和部位不同，药棒疗法可分别选用点、拍、打、甩等手法。

1. 点法

将药棒尾端放在食指和中指中节上，以拇指压棒，用腕力叩击，使棒点叩在穴位上，力求准、稳，用力轻，着力匀，触面小，使患者有酸、胀、麻之感，并可沿经络循行路线放散。点叩数分钟后，以皮下出现青紫或乌黑斑块，患处感到发热为佳象。

2. 拍法

将药棒尾端放在食指中节和中指、无名指第 3 节上，用拇指压在食、中指的指缝间，腕、肘同时用力叩击，以药棒顶端 1.5~3cm 处接触皮肤，对患处进行拍打。拍法适用于肌肉丰厚处。

3. 打法

将药棒尾端放在小指第 3 节上，以手握棒，大拇指和食指钳形握棒，手心向下，手背向上或略向外侧偏斜，用药棒侧面叩打患处。本法常用在点法、拍法之后，即当皮肤出现斑块，由小而大，数块连成一片，呈橘皮状隆起时，再使用打法，使患部发热，疗效更佳。

4. 甩法

将药棒尾端紧紧握在手心内，甩击时，药棒可在手心中翻动。甩法叩击可迅速叩击出包块，但甩击时涂搽药水的量须为上述三种方法所用药水量的 2 倍以上，叩击后应立即涂搽药水，还要注意观察，防止皮肤起疱或破损。本法所选叩击穴位除沿用循经取穴、局部取穴的方法外，还可根据药棒叩击的特殊性和药棒疗法的适应证，采取凹陷取穴法和特殊取穴法。所谓凹陷取穴法，指选取人体表面肌肉和骨骼凹陷处的穴位。所谓特殊取穴法，指在穴位的上、下、左、右各取其四周邻近穴位。

二、药棒疗法及其主治病症举例

1. 化瘀止痛棒

将生川乌、生草乌、桂枝、红花各 30g，细辛、樟脑、芒硝各 20g，雷公藤 100g，白砂莲 60g 研为细末，用白酒 6000mL 浸泡 10 天后，以软质木料制成叩击锤，放入药液中浸泡后取出，叩击患肩的肩髃、肩髎、肩前、肩后、曲池及阿是穴等，叩击频率为 90~100 次/分，每次叩击 10~20 分钟。每天 1 次，5 次为 1 个疗程。本法可活血化瘀、温经散寒止痛，主治血瘀及风寒型肩关节周围炎。

2. 海螵蛸药棒

取海螵蛸，剔除坚硬外壳，切成小条状，将一端削成鸭舌状，高压灭菌，亦可浸泡于 10% 黄连液或 5% 大蒜液中 24 小时后取出，晾干备用。施术前，将患眼用 1% 地卡因做表面麻醉，翻转眼睑，充分暴露睑结膜面滤泡簇集处，用海螵蛸之鸭舌端紧贴病变处，略施压力，来回摩擦，至轻出血、沙眼的滤泡基本消失为度。用消毒棉签拭去残血，点入黄连眼膏或抗生素眼膏，无须包扎，每隔 4 天换药 1 次。本法能解毒散结，主治进行期沙眼。

三、药棒疗法的注意事项

（1）胸部靠近心脏处及头面部不能叩击；腹部只能轻点；细小关节部位，如指、腕、踝、趾、锁骨等关节和颈项部位宜轻点、拍；腰部应轻点、拍、打；四肢肌肉较丰厚部位点、打、拍、甩法皆可用，宜先轻后重；四肢关节等处可重点、重拍，轻打、轻甩。

（2）对于年迈、体弱、病重、空腹、疲劳、酒后、过度紧张者，应防止发生晕棒。若见晕棒现象，可按晕针进行处理。

（3）对于病情复杂的患者，药棒疗法需配合药物、针灸、按摩等方法进行综合治疗，以提高疗效。

（刘双萍）

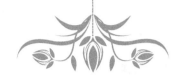

第十一章
小儿捏脊疗法

捏脊疗法是连续捏拿脊柱部肌肤以防治疾病的一种治疗方法。小儿捏脊疗法属于小儿推拿疗法之一，因常用于治疗小儿疳积，故又称其为捏积疗法。捏脊疗法具有疏通经络、调整阴阳、促进气血运行、改善脏腑功能以及增强机体抗病能力等作用。

捏脊时，两手沿着脊柱的两旁用捏法把皮下组织捏起来，边提捏，边向前推进，由尾骶部捏到枕项部，重复3～5遍。在捏脊的过程中，用力拎起肌肤，称为"提法"，每捏3次提一下，称"捏三提一法"；每捏5次提一下，称"捏五提一法"；也可以单捏不提。其中，单捏不提法刺激较轻，"捏三提一法"刺激最强。捏脊疗法可以刺激人体的自主神经干和神经节，通过复杂的神经体液调节，以提高机体的免疫功能，并双向调节内脏活动，从而防治多种疾病。

一、捏脊疗法的部位选择

（1）捏脊的部位为背部的正中线，从尾骨部起，至第7颈椎，即沿着督脉的循行路线，从长强穴直至大椎穴。如头面部症状明显（表现为目红赤、痒涩畏光，鼻腔红赤，牙齿松动，牙龈溃烂，面黄肌瘦，唇红烦渴等）者，可捏至风府穴。捏拿完毕后，再按揉肾俞穴。

（2）施术时，可根据脏腑辨证，在相应的背俞穴上用力夹提，以加强针对性治疗作用。例如，厌食者，可提大肠俞、胃俞、脾俞；呕吐者，可提胃俞、肝俞、膈俞；腹泻者，可提大肠俞、脾俞、三焦俞；便秘者，可提大肠俞、胃俞、肝俞；多汗者，可提肾俞、肺俞；尿频者，可提膀胱俞、肾俞、肺俞；烦躁者，可提肝俞、厥阴俞、心俞；夜啼者，可提胃俞、肝俞、厥阴俞；失眠者，可提肾俞、脾俞、肝俞；伴有呼吸系统疾病者，可提肾俞、肺俞、风门等。

二、捏脊疗法的相关操作

小儿捏脊的手法操作相对简单，家长在家中也可以为小儿进行捏脊，具体操作方法如下。

（1）先脱去小儿的上衣，让其俯卧于床上，使其背部保持平直、放松。

（2）施术者位于小儿后方，两手的中指、无名指和小指呈半握拳状。

（3）施术者食指半屈，用双手食指中节靠拇指的侧面抵在小儿的尾骨处，大拇指与食指相对，向上捏起皮肤，同时向上捻动；两手交替，沿脊柱两侧，自长强穴（肛门后上3～5cm处）向上边推边捏边放，一直推到大椎穴（颈后平肩的骨突部位）处，此为1遍。

（4）第2、3、4遍仍按前法进行捏脊，但每捏3下需将背部皮肤向上提一次；再重复第一遍的动作2遍，共6遍。

（5）用两拇指分别自上而下揉按小儿脊柱两侧3～5次。

小儿捏脊一般每天可捏1次，连续捏7～10天为1个疗程，疗效出现较晚的小儿可连续做2个疗程。

三、小儿捏脊疗法的注意事项

1. 常规注意事项

捏脊最好在小儿早上起床后或晚上临睡前进行，不但疗效较好，而且小儿的配合度也较高。为小儿捏脊时，室内温度要适中，捏脊者的手部也要先自行暖一下，不能用冰凉的手为小儿进行捏脊，以免使小儿受到刺激而无法平趴。每次捏脊的时间不宜太长，以3～5分钟为宜，以免因小儿身体裸露时间过长而受凉。

2. 操作时的注意事项

（1）捏脊开始时手法宜轻柔、敏捷，以后逐渐加重，以便使小儿慢慢适应。

（2）操作时要捏捻，不可拧转。

（3）捻动推进时要直线向前，不可歪斜。

（4）捏脊疗法主要适合于半岁以上至 7 岁之前的幼儿。若年龄过小，幼儿皮肤娇嫩，如掌握不好力度，则容易造成幼儿皮肤损伤；若年龄过大，则因其背肌较厚，不易提起，从而影响疗效。

（5）本疗法一般在空腹时进行，饭后不宜立即进行捏脊，需休息 2 小时方可进行捏脊。

（6）捏脊者的指甲要修剪光滑，以免划伤小儿的皮肤。捏脊的力度及速度要均匀，中途最好不要停止。

（7）对于体质较差的小儿，每天捏脊次数不宜过多，每次时间也不宜太长，以 3～5 分钟为宜。

（8）在应用此法时，可配合刺四缝、开四关、药物、针刺、敷脐等疗法，以提高疗效。

（刘双萍）

第十二章
中药外敷法

中药外敷法是以中医学理论为基础，根据不同的病证，选择相应的药物，制成膏、丹、丸、散、糊、锭等制剂，敷于相应的体表部位或穴位上，通过药物的经皮吸收或对体表部位及穴位的刺激，来调节人体气血、津液、经络、脏腑等的功能，以达到防病治病的目的。中药外敷法属于敷贴疗法之一，既可治外症，也可内病外治，并且较内治法更为简便、实用。

一、中药外敷法的作用机制

中药外敷法是传统针灸疗法和药物疗法的有机结合，其实质是一种融经络、穴位、药物为一体的复合性治疗方法，而不仅仅是单纯某一因素在起作用。一般情况下，内服某药物能治某病，用某药外敷也同样能治某病。例如，内服芒硝可治疗便秘，用芒硝敷脐也可治疗便秘。

二、中药外敷法的作用特点

1. 作用直接，适应证广

中药外敷法的方药不计其数，其治疗范围涉及内、外、妇、儿等多种学科的多种疾病，穴位敷贴疗法"可与内治并行，而能补内治之不及"，对许多沉疴痼疾常能取得意想不到的治疗效果。

2. 用药安全，诛伐无过

中药外敷法主要以透皮吸收发挥药物作用，不经胃肠给药，无损伤脾胃之弊，较其他给药途径更为安全。即使在临床应用时出现皮肤过敏或水疱，也可及时中止治疗，并给予对症处理，一般不良反应很快会消失，且可以继续使用。

3. 简单易学，便于推广

中药外敷法有许多较为简单的药物配伍及制作方法，易学易用，不需要特殊的医疗设备和仪器，无论是医生，还是患者及其家属，多可兼学并用、随学随用。

4. 疗效确切，无创无痛

中药外敷法所用方药多来自于临床经验，经过了漫长岁月和历史的验证，具有疗效显著，且无创伤、无痛苦的特点，尤其适合于惧针、老幼虚弱、补泻难施、不肯服药、不能服药之患者。

三、中药外敷法的相关操作

1. 熏洗

将 1000mL 水加入药渣中煎煮 15～20 分钟，放置一会儿后，加入适量白酒和醋，用其热气来熏洗疼痛、肿胀的部位。

2. 热敷

将煎煮过的药渣加 100mL 白酒、100mL 白醋拌匀，用纱布包好，先垫上一层毛巾，再用以纱布包好的药渣湿热敷疼痛、肿胀、不适等部位。

3. 药枕

如果患者有失眠或睡眠质量不佳的症状，且对中药不过敏，则可以将煎煮过的药渣经晾晒、烘干之后，加入干陈皮，并用纱布包好，做成枕头或者将其放于枕下，可起到安神助眠的作用。

4. 烫熨

烫熨的方法和热敷相似，是将药渣用布滤过、晾干，加粗盐 500g，用锅炒热，或者用微波炉加热，用布包起来，外敷于身体疼痛、肿胀、不适的地方，可以起到舒筋活络、祛湿止痛、活血化瘀的作用。

5. 洗手、泡脚

将药渣加水1500mL，再煎煮15～20分钟；或另加花椒和艾叶各一小把，一起煎煮，待药液放温后，加入白酒、醋与食盐，以此药液洗手、泡脚。中医学认为，腰为肾之外腑，咸入肾，可引药入肾，故药渣加入盐后泡脚效果更好。药渣的成分可通过毛孔吸收进入血液，以改善人体的血液循环。

6. 防蚊驱虫

药渣可散发特殊的气味，能有效防止蚊虫靠近，抵御蚊虫叮咬。夏秋时节，可将药渣进行晾晒，以此防蚊驱虫。

四、中药外敷法的注意事项

外敷时，要注意观察患者皮肤情况，尤其是过敏体质者，要观察其外敷后的皮肤有没有出现皮疹、发红、发痒的表现。外敷的时间一般不超过8小时，如果患者在家自行外敷，建议在睡前敷上，第二天早上起床后取下。

（刘双萍）

第十三章

中药换药技术

换药又称更换敷料，包括检查伤口、除去脓液和分泌物、清洁伤口及覆盖敷料。换药是预防和控制创面感染、消除妨碍伤口愈合因素、促进伤口愈合的一项重要外科操作。

中药换药技术是在患者的伤口上应用各种中药制剂，以达到清热解毒、消肿止痛、拔脓祛腐、收敛生肌目的的一种操作技术。

一、常见的中药换药剂型

1. 膏药

（1）太乙膏：可清火、消肿，常用于阳证。

（2）咬头膏：常用于肿疡形成、不能自破、不愿切开排脓者。

2. 油膏

油膏常用于渗液不多、疮疡或肛门病的治疗。

（1）油膏纱布、黄连油膏：可润燥、清热、解毒、止痛，常用于阳证、半阴半阳证。

（2）生肌玉红膏：可活血祛腐、润肤生肌，适用于阴证、疮疡溃后脓水将尽、肉芽生长缓慢者。

3. 箍围药

（1）借助药粉：具有箍围聚集、收敛疮毒的作用，可使创面局限，常用于肿疮未破溃者。

(2)金黄散(醋调)、青敷膏:可清热除湿、散瘀化痰、消肿止痛,常用于阳证,对肿内有结块、急性炎症控制后形成慢性迁延性炎症者效果更好。

(3)回阳玉龙膏:可温经活血,常用于不红不热的阴证疮疡患者。

4. 掺药

(1)消散药:如丁桂散、阴毒内消散,可温经活血、破坚化瘀、祛风散寒,常用于阴证,可使疮疡壅结之毒移深居浅、肿毒消散。

(2)拔脓祛腐药:主药为升丹加熟石膏,根据病症不同,可选择使用九一丹、五五丹、八二丹。

(3)腐蚀药:如枯矾粉,可腐蚀高出平面的胬肉。

(4)其他:如疮灵液,可消炎解毒、活血生肌、收敛止渗,适用于各种感染性溃疡患者。

二、中药换药技术的适应证

中药换药技术可用于各种无菌伤口和化脓伤口,如外科手术切口、各种疮疡、虫咬伤、烫伤以及跌打损伤、瘘等。

三、临床常见伤口的处理

1. 一期缝合伤口(无菌手术切口)

(1)处理原则:保持敷料干燥,位置固定。

(2)消毒方法:先用0.5%碘伏消毒伤口处一两次,然后消毒伤口周围皮肤,如果发现敷料污染、潮湿、移位,则应及时更换。

2. 清洁伤口(未发生感染)

对于清洁伤口,可3~5天或更长时间更换敷料,避免损伤新生上皮组织。

3. 化脓伤口

对于脓多的伤口,应做好伤口及伤口周围皮肤的清洁工作,创口较深时可放置引流皮片或引流管,或切开脓肿进行负压引流。对于脓少而有肉芽的伤口，可用生理盐水进行清洁，但应注意动作要轻柔，避免损伤新生肉芽组织；若有肉芽水肿，可用高渗盐水进行湿敷；若肉芽生长超出创面，可用剪刀剪平胬肉，加压包扎，或应用枯矾粉。

四、中药换药技术的相关操作

换药前，应先了解伤口情况，以便按伤口情况准备相应的器械、敷料及药品等，避免浪费和临时忙乱。换药者穿戴好衣、帽和口罩，洗手后，准备好换药物品。一般常规换药物品包括换药碗 2 个（一个盛放无菌纱布及油纱布条等干敷料，另一个盛放碘伏棉球、酒精棉球或湿纱布等湿敷料），弯盘 1 个（盛放从创面上取下的敷料、引流物和换药时用过的棉球、敷料等污秽物），换药镊 2 把（有齿、无齿各一把）；有时还需根据伤口创面的具体情况准备引流条（管）、无菌剪刀、探针和必需的外用药、绷带、腹带或宽胶布等。

五、中药换药技术的注意事项

（1）如果伤口属于无菌性伤口，可在术后 2～3 天进行伤口敷料的更换。更换敷料时应注意无菌操作，避免造成伤口污染。

（2）对于较长的切口，在换药时需要将血管钳伸入切口内并挤压切口，观察有无皮下积液，伴有积液时可进行纱条填塞引流。

（3）对于感染性伤口，每次换药时要将创面内的坏死组织彻底清除，伴有积脓时需要将脓液引流干净。伤口清洗干净后，可外敷生长因子和生肌粉，以促进肉芽组织的生长。

（4）换药一定要在空气洁净的状态下进行。

（5）医者应戴好口罩、帽子，洗手后，才能为患者换药。

（6）严格遵守操作规程，熟练掌握操作技术，疮面及周围皮肤均需清洁干净，动作应轻柔，避免损伤新鲜的肉芽组织。

（7）严格遵守无菌原则，防止交叉感染，特殊伤口须戴手套，穿隔离衣，进行隔离换药。换药室应保持清洁，每天消毒 1 次。

（8）一般伤口每天换药 1 次；腐肉较多的伤口，每天换药 1 次或 2 次；清洁伤口，分泌物较少者，可两三天换药 1 次；无菌伤口，无渗血、无感染者，可四五天换药 1 次。

(9)掺药需撒布均匀，需根据伤口情况确定药物及掺药的多少。

(10)对汞剂过敏者，禁用丹药；眼部、唇部、大血管附近的溃疡以及通向心脏的瘘管，均不可使用腐蚀性强的丹药。上丹药时，需保护好周围组织，不使丹药撒于疮面外。

(11)对于颜面部疗疖，切勿挤压碰撞，以防脓毒走散。

(12)嘱痔瘘患者每次排便后均需清洗肛门并换药。换药时，可选择黄连油膏纱布，用镊子将纱布送入肛门，覆盖伤口，必要时可将油膏纱布蘸上掺药送入肛门。

(13)换药过程中，应注意评估患者的全身情况。

（刘双萍）

第十四章

中药湿敷法

中药湿敷法是用纱布浸吸药液，敷于患处的一种外治法，古称溻法。湿敷（溻）方首见于《肘后备急方》，《刘涓子鬼遗方》和《备急千金要方》中亦有对溻法的记载。本法具有抑制渗出、收敛止痒、消肿止痛、控制感染、促进皮肤愈合等作用。

中药湿敷法常根据病情进行配方，并将配方的药物加工成药散，或以水煎汤，或用95%的酒精浸泡5~7天后，即可使用。使用时，用消毒纱布蘸取药液，敷在患处，1~2小时或3~5小时换药1次。对于某些疾病，如痈肿，可先熏洗，后湿敷，以增强疗效。

一、常用湿敷法的配方及主治

1. 葛根皂角汤

组成：葛根、皂角刺各500g。

上药加水4000mL，煎煮40分钟，去渣，取4块10层30cm见方的纱布，浸药液，交替在患者腹部进行湿热敷，每次1小时，每天2次或3次。

本方可理气通便，主治急性肠梗阻。

2. 麻菜汤

组成：鲜麻菜1棵。

将鲜麻菜切碎，煎汤，以毛巾或纱布浸药液，趁热湿敷痛处，每天3次或4次，每次20分钟。药液不可内服。

本方可理气活血、止痛，主治胁痛。

3. 礞石癫狂汤

组成：透骨草20g，礞石20g，艾叶、菖蒲、远志、郁金、胆南星、茯苓、法半夏各10g。

方中礞石先煎30分钟，再加入其余药物，煎煮30分钟，去渣；将一块洁净纱布浸泡于药液中，浸透后取出，待温度适中后，将纱布敷于患者神阙、气海、关元穴处，留置15分钟；然后将纱布取下，再次浸泡于药液中，待温度合适后，再敷于心俞穴15分钟。每天湿敷1次。

本方可清热化痰、重镇安神，主治各种癫狂。

4. 刺五加安神汤

组成：刺五加、磁石各20g，茯神20g，五味子10g。

磁石先煎30分钟，然后加入其余药物，再煎30分钟，去渣取汁。将一块洁净纱布浸泡于药液中，趁热敷于患者前额及太阳穴处。每晚湿敷1次，每次20分钟。

本方可镇惊安神，主治各型失眠。

5. 生精汤

组成：熟地黄、枸杞子、山药、楮实子、菟丝子各15g，淫羊藿12g，泽泻、山茱萸、牡丹皮、茯苓、透骨草各10g，丁香9g。

上药加水2000mL，煎至药液约1000mL时去渣，将毛巾浸泡于药液中，取出毛巾，绞去多余药液，至不自然滴水为度，将其敷于患者的丹田穴处，敷3次后，再以同法热敷命门穴、肾俞穴各3次。每天湿敷1次。

本方可补肾生精，主治阴阳两虚之精子缺乏症。

6. 干姜乌头汤

组成：干姜60g，乌头20g，干辣椒30g，木瓜25g。

上药加水2000mL，煮30～40分钟，趁热熏患部，水温后以纱布浸药液热敷患部，反复 2 次或 3 次。每天湿敷 2 次，7 天为 1 个疗程。

本方可散寒止痛，主治寒痹型坐骨神经痛。

7. 玉蝴蝶汤

组成：玉蝴蝶、桔梗、薄荷各 10g，白芷 6g。

上药加水煎煮后去渣取汁，将洁净纱布浸泡于药液中，取出后敷于神阙穴、肺俞穴，每天 1 次。

本方可宣利肺气，主治各型失语。

8. 一味消肿汤

组成：黄芩 6g。

将晒干的黄芩切碎，投入 500mL 水中，煎 20 分钟后过滤；然后放入无菌纱布浸泡 3 天，即得黄芩纱条敷料。将患处用双氧水消毒后，覆上黄芩纱条，再覆以消毒纱布，用胶布固定。每天 2 次，2 天为 1 个疗程。

本方可清热解毒、消肿止痛，主治痈、疽、疔、疖。

9. 三黄汤

组成：黄芩、黄柏、黄连各 10g。

上药煎煮 5 ~ 20 分钟，待冷却到 40℃左右，视病灶大小，取敷料块或毛巾，折成 5 层，使敷料块的面积稍大于病灶范围，浸透药液后敷于患部。每次湿敷 1 小时左右，每天 3 次。

本方主要用于治疗颜面痈肿。

二、中药湿敷法的相关操作

将 10 ~ 15 层纱布（可预先制成湿敷垫备用）浸入新鲜配制的药液中，待其吸透药液后取出，拧至不滴水，随即敷于患处，务必使湿敷纱布与皮损紧密接触，大小与皮损相当，每次 15 ~ 20 分钟，每隔 5 ~ 10 分钟更换 1 次湿敷纱布，每天湿敷 3 ~ 5 次。

1. 冷湿敷法

将湿敷垫浸入药液，温度以 0 ~ 10℃为宜，将湿敷垫拧至不滴水，敷于患处，保持敷料较长时间湿润，每隔 5 ~ 10 分钟更换 1 次。

2. 热湿敷法

将湿敷垫浸入药液，温度以 30 ~ 40℃ 为宜，将湿敷垫拧至不滴水，敷于患处，保持敷料较长时间湿润，每隔 5 ~ 10 分钟更换 1 次。

3. 开放性湿敷

将湿敷垫覆盖在皮损处，不包扎，每隔 5 ~ 10 分钟取下湿敷垫，再浸入药液中，重复基础操作。

4. 闭合性湿敷

先将湿敷垫覆盖在皮损处，再加盖油纸或塑料布，每隔 30 分钟取下湿敷垫，再浸入药液中，重复基础操作。

三、中药湿敷法的注意事项

（1）应注意保持敷料湿润和创面清洁。

（2）对于大疱性皮肤病及表皮剥脱松解，不宜使用中药湿敷法。

（3）纱布从药液中捞出时，要拧得不干不湿，恰到好处，过湿则会药液漫流，过干则效果不佳。

（4）湿敷的药液不要太烫，以防发生烫伤。

（5）药物组成可根据不同的疾病做适当的调整和化裁。

（6）在应用中药湿敷法的同时，还可根据病情适当配合熏洗、药物内服和针灸等治疗，以增强疗效。

（刘双萍）

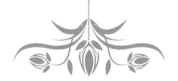

第十五章
中药渍渍法

渍渍法是渍法和渍法两种处理方法的合称。渍是将饱含药液的纱布或棉絮敷于患处，相当于现代常用的湿敷法；渍是将患处浸泡于药液之中。两法往往同时进行，故合称为渍渍法。《素问》中的"其有邪者，渍形以为汗"，就是利用热汤进行沐浴发汗的先例。《外科精义》记载的"塌渍疮肿之法，宜通行表，发散邪气，使疮内消也"以及《理瀹骈文》记载的"熏蒸渫洗之能汗，凡病之宜发表者，皆可以此法"也是对渍渍法的相关描述。

中药渍渍法是具有中医特色的治疗方法之一，不仅可用于外科疾病，亦可用来治疗多种内科疾病，具有操作简便、起效迅速、疗效明确的特点，适合于治疗各种疼痛性疾病。依据具体病证不同，选取相应的药物煎汤，去渣后，趁热将患部浸泡于药液中，浸泡时间与次数可根据具体病证而定。

一、中药渍渍法的作用机制

中药渍渍法通过湿敷的传导与辐射作用，使局部因炎症而引起的灼热感得以减轻，从而发挥中药消炎、镇痛、止痒和抑制渗出的作用。

二、中药渍渍法的功效及适应证

中药渍渍法可使药物经肌腠毛窍进入脏腑，通经贯络，作用于全身,通过疏通气血、软坚散结、祛风止痒等,达到治疗疾病的目的。中药溻渍法可用于风湿性、骨伤性疾病,还可用于治疗多种疼痛性疾病,如类风湿关节炎、骨关节炎、颈(腰)椎间盘病变、肌肉劳损、各种跌打损伤等。

三、中药溻渍法的配方及主治病证

1. 黄酒煎

组成:鲜大蓟 120g(干者 60g)、栀子 120g、黄酒 120g。

将大蓟和栀子放入砂锅或搪瓷锅中,加水约 2000mL,煎开后,再加入黄酒,稍煎 1 分钟,过滤取汁,用 2 条新毛巾轮换蘸药汁溻渍患处,每天 3~5 次,7 天为 1 个疗程。

本方可清热活血止痛,主治跌扑损伤、局部血肿作痛。

2. 回阳止痛洗药

组成:透骨草 30g,当归、赤芍、川椒、苏木各 15g,天南星、生半夏、生甘草、川牛膝、白芷、海桐皮各 9g。

上药浓煎取汁,趁热将手指浸入药液中浸渍,每天 2 次,每次 1~2 小时,每天用 1 剂药,15~30 天为 1 个疗程。

本方可温经散寒、活血止痛,主治雷诺病。

3. 芫花椒柏汤

组成:芫花、川椒各 15g,黄柏 30g。

上药共研细末,装入纱布袋内,加水 2500~3000mL,煮沸 30 分钟,用软毛巾蘸汤溻渍局部,每天 2 次,10 次为 1 个疗程。

本方可清热解毒、化湿,主治疖、疔、痈肿、毛囊炎等。

4. 海艾汤

组成:海艾、菊花、薄荷、防风、藁本、藿香、甘松、蔓荆子、荆芥穗各 6g。

将上药水煎取液,用毛巾或纱布蘸取药液溻敷患处,每天 2 次或 3 次,每次 30 分钟,10 天为 1 个疗程。

本方可疏风清热,主治各型斑秃。

5. 硬皮病方

软皮 1 号：透骨草 30g，桂枝 15g，红花 10g。

软皮 2 号：制草乌 15g，川椒、桂枝、艾叶各 10g。

将上药各煎成药液，以毛巾或纱布蘸取药液渍患处，每次 30 ~ 60 分钟。

两方均可温经活血通络，主治硬皮病。

6. 黄连液

组成：黄连 60g。

向黄连中加水 2000mL，煮沸 3 次，每次 15 分钟，将病灶全部浸入药液中 1 ~ 3 小时，每天 1 次。

本方可清热解毒化湿，主治指（趾）化脓性骨髓炎。

7. 骨刺消

组成：米醋 1000g。

将米醋适当加热后渍患足，每次 1 小时，每天 1 次，15 ~ 20 次 1 个疗程。

本方可活血散结，主治足跟骨刺。

四、中药渍法的相关操作

根据患者病证及患病部位的不同，将所选药物煎汤去渣后，趁热用 6 ~ 8 层纱布或毛巾浸透药液，轻拧至不滴水，湿敷患处。

1. 冷渍

待药液凉后，湿敷患处，15 ~ 20 分钟更换 1 次，一般更换 3 ~ 5 次即可。冷渍适用于热证、阳证患者。

2. 热渍

药液煎成后，趁热湿敷患处，稍凉即换。热渍适用于寒证、阴证患者。

3. 罨敷

在冷渍或热渍的同时，外用油纸或塑料薄膜包扎，此即罨敷。罨敷可减缓药液挥发，延长药效。

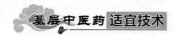

五、中药溻渍法的注意事项

(1)药液温度要适中，不可过热，以免烫伤皮肤；若药液已冷，可加热后再浸渍。

(2)对四肢远端能浸泡着的病变部位，应用渍法；不能浸着的部位，可用溻法。

(3)冬季应注意保暖，浸渍后要立即拭干，盖被保暖。

（刘双萍）

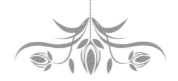

第十六章
药熨法

药熨法是将药物碾成粗末或捣烂，加热后或者炒热后用布包裹，将药物置于患者皮肤表面或体表特定部位，做热罨或往返移动，促使腠理疏松、经脉调和、气血流畅，以治疗寒湿、气血瘀滞、虚寒等病证的一种方法。

药熨法渊源甚久，如马王堆汉墓出土的《五十二病方》中，就已有应用药熨治疗婴儿索痉等疾病的记载，后经历代医家的不断总结，本疗法日趋完善。至清代，医家已普遍运用本疗法治疗小儿各种常见病证，如《幼幼集成》曰："治伤冷食及难化之物，以生姜捣烂，紫苏捣烂，炒热布包，熨胸腹。如冷，再炒再熨，神效。"不仅介绍了本疗法的具体操作及适应证，而且肯定了本疗法的疗效。不少医家在临床实践中对本疗法进行了研究，发展并扩大了其临床应用范围。皮肤具有呼吸、吸收之能力，将热药包置于皮肤上，热气透入皮下，毛细血管受热而扩张，微循环大量开放，血流加速，不仅可使体机对药物的吸收量增加，同时也使病变组织的代谢产物迅速得以排泄，从而达到治疗疾病的目的。

一、药熨法的主治病证

药熨法可用于多种小儿常见病证，如惊风、哮喘、伤食、泄泻、便秘、腹痛、疝气等，尤宜于消化道疾病。

1. **小儿惊风**

(1)麻黄 120g,甘草 60g,蝉蜕、僵蚕、全蝎各 21 只,胆南星 30g,白附子、防风、川乌、天麻、川芎、白芷、木香各 15g,干姜 12g,牛黄、冰片、轻粉各 6g,麝香 3g,朱砂、雄黄各 24g。上药研为细末,前 14 味煎取浓汁,加蜂蜜收膏,再入后 6 味药末,和捏成锭子。临用时,以淡姜汤磨锭,温熨小儿前胸、后背部。本方主治小儿急惊风、风痫诸症。

(2)生菖蒲、生艾叶等量,捣为粗末,再取生姜汁、葱白汁、麻油、醋拌炒药末,布包热熨。临证时,分别从头颈、胸背及四肢由上向下反复推揉熨引 3 遍。本方主治风痰闭塞、昏沉不醒、四肢搐动之小儿急惊风。

2. **小儿哮喘**

生附子 1 枚,生姜 60g,捣为粗末,加醋炒,布包熨前胸、后背(以膻中、天突、缺盆、大椎、肺俞等穴为重点)。每天 1～3 次,每次 15～30 分钟。

3. **肺炎**

取鲜橘叶 120g,捣烂炒热,布包熨胸背处。

4. **伤食积滞**

取生姜、紫苏、山楂各 60g。将生姜捣烂,余药碾末同炒,布包热熨胸腹部。

5. **腹痛**

取食盐 60g,花椒 20g,葱白 20g。将葱、姜、花椒捣烂,合盐同炒,布包,进行顺时针方向熨腹。

6. **寒湿泄泻**

取生姜、紫苏、吴茱萸各 60g。将生姜捣烂,余药碾末同炒,布包,进行逆时针方向熨腹。

7. **虚寒便秘**

取葱白适量,切作细丝,加米醋同炒,布包,进行顺时针方向熨腹。

8. 偏坠（疝气嵌顿）

取粗盐适量，炒热，布包熨患处，待觉温热后，持药包从肿满处徐徐向上熨之，可使坠疝回纳、痛止肿消。

9. 脱肛

取蓖麻子100g、五倍子20g，捣烂炒热，用布包旋熨头顶（百会穴处），亦可从尾骶骨处向上熨。

二、药熨法的相关操作

将药放入小布袋内，充分摇匀，放入微波炉内，用2级火加热2~3分钟，达70~80℃时，将药袋放到患处或相应的穴位处，用力来回推熨。操作时，应力度均匀，开始时可提起、放下交替，用力宜轻，速度稍快；随着药温下降，力度可增大，速度减慢；药袋温度过低时，可更换药袋，一般药熨15~30分钟，每天1~3次。药熨过程中应注意观察患者皮肤情况，以防烫伤。

（1）根据不同的病证，辨证配齐方药，干品需碾成粗末，鲜品可捣烂备用。

（2）取干净纱布2块，折成4层，约1尺见方大小；或用厚棉布做成布袋2只，大小视药物多少而定。

（3）将药末和匀，分成2份，先将一份放入锅内文火煽炒，炒至烫手时取出，用纱布包裹或装入布袋，适时再炒另一份。

（4）嘱患儿取卧位，暴露病处体表，医者手持药包置于病处体表，来回移动，似熨斗熨衣状。

（5）若药包温度下降，应立即更换另一个药包，边熨边换，待患儿皮肤出现潮红、温热时，表明药力已透达。

（6）若病痛在腹部，医者可持药包绕脐做顺时针或逆时针方向的圆周移动。药力透达后，将药包置于脐上，覆以衣被保温，30分钟后取出。病未愈者，次日可再熨。

三、药熨法的优势

药熨法能内病外治，可免服药之苦，对某些病证疗效较汤剂略胜一筹。其特点是既借助于热力的物理作用，又配以芳香性药物所起的窜透作用，通过表皮的吸收直接进入病变脏腑，故疗效比单纯的热敷更好。

四、药熨法的注意事项

（1）本疗法属温中法，主治寒证、阴证，里热证当禁用。

（2）热熨选药须对症，药用精简，以辛香窜透力强的药物为主。

（3）药物应随用随炒，一剂药可用 2 次。药包温度应适宜，欠温则药力不能透达，过烫则易损伤皮肤。

（4）本疗法须在温室内避风进行。因小儿身体暴露，热熨后毛孔舒张，故风邪易从皮毛侵入，若当风当寒，则本病未去，反使患儿复伤于风寒。

（5）治疗期间，应嘱患儿适当休息，忌油腻、生冷饮食，并注意饮食卫生。

（刘双萍）

第十七章
穴位敷贴疗法

　　穴位敷贴疗法是以经络学为理论依据，把药物研成细末，用水、醋、酒、蛋清、蜂蜜、植物油、清凉油、药液等调成糊状，或用呈凝固状的油脂(如凡士林)、黄醋、米饭、枣泥制成软膏、丸剂或饼剂，或将中药汤剂熬成膏，或将药末撒于膏药上，再直接贴敷于穴位、患处(阿是穴)，用来治疗疾病的一种无痛疗法。它是中医治疗学的重要组成部分，是我国劳动人民在长期与疾病作斗争中总结出来的一套独特的、行之有效的治疗方法，经历了无数次的实践、认识、再实践、再认识的发展过程，有着极为悠久的发展历史。

一、穴位敷贴疗法的作用机制

　　穴位敷贴疗法的作用机制比较复杂，尚未完全清楚，可能的机制有如下3个方面：一是穴位的刺激与调节作用；二是药物吸收后的药效作用；三是两者的综合叠加作用。

1. 穴位作用

　　经络"内属脏腑，外络肢节，沟通表里，贯穿上下"，是人体营、卫、气、血循环运行出入的通道，而穴位则是上述物质在运行通路中的交汇点，是"肺气所发"和"神气游行出入"的场所。根据中医脏腑经络相关理论，穴位通过经络与脏腑密切相关，不仅能够反映各脏腑生理或病理功能，也是治疗五脏六腑疾病的有效刺激点。各种致病之邪滞留在人体内部，脏腑功能受到损害和影响，致使经络涩滞，郁而不通，气血运行不畅，则百病生焉。此时，可能在经络循行部位（尤其在其所属腧穴部位）出现麻木、疼痛、红肿、结节等异常情况。运用穴位敷贴疗法刺激和作用于体表腧穴相应的皮部，通过经络的传导和调整，纠正脏腑阴阳的偏盛或偏衰，改善经络气血的运行，对五脏六腑的生理功能和病理状态产生良好的治疗和调整作用，从而达到以肤固表、以表托毒、以经通脏、以穴驱邪和扶正强身的目的。

2. 药效作用

贴敷药物可直接作用于体表穴位或表面病灶，使局部血管扩张，血液循环加速，起到活血化瘀、清热拔毒、消肿止痛、止血生肌、消炎排脓、改善周围组织营养的作用，还可使药物透过皮毛腠理由表入里，通过经络的贯通运行，联络脏腑，沟通表里，发挥较强的药效作用。正如《理瀹骈文》所言："切于皮肤，彻于肉里，摄入吸气，融入渗液。"

3. 综合作用

穴位敷贴疗法是传统针灸疗法和药物疗法的有机结合，其实质是一种融经络、穴位、药物为一体的复合性治疗方法，而不仅仅是单纯某一因素在起作用。

一般情况下，内服某药物能治某病，用某药外敷也同样能治某病，如内服芒硝可治便秘，用芒硝敷脐也能治便秘。但有时外用某药敷贴能治某病，内服某药却不能治某病，如葱白敷脐可治便秘，但葱白内服却不能治便秘。另外，穴位敷贴疗法中单用一种药物，如炒葱白、炒盐、大蒜等外敷患处来治疗证型不一的疾病的情况有许多，一种药物治疗多种证型的疾病，除了中药的有效生物活性物质外，还有温热刺激作用和经络腧穴本身所具有的外敏性及放大效应。治疗同一种疾病，在同一穴位上用药不同，疗效也有差异。如同为治疗哮喘的贴敷方"哮喘丸"（白芥子、延胡索、甘遂、细辛、丁香、肉桂、生姜汁）的疗法就明显优于"哮喘糊"（天南星、白芥子、生姜汁），说明药性也起着一定的作用。有的医家根据病的不同而选用不同的贴敷部位或穴位，则更显示出穴位和经脉的作用,如咳嗽敷贴天突、定喘、肺俞有显著疗效,而贴敷其他穴位或非穴位则疗效不显。以上研究及临床实践可从一定程度上说明穴位敷贴作用于人体主要是一种综合作用,既有药物对穴位的刺激作用,又有药物本身的作用,而且在一般情况下往往是几种治疗因素之间相互影响、相互作用和相互补充,共同发挥整体叠加的治疗作用。首先,药物的温热刺激对局部气血运行有促进作用,而温热刺激配合药物外敷增加了药物的功效,多具辛味的中药在温热环境中更易于吸收,由此增强了药物的作用;其次,药物外敷于穴位上会激发经气,可调动经脉的功能,使之更好地发挥行气血、营阴阳的整体作用。

二、穴位敷贴疗法的优势

1. 作用直接,适应证广

穴位敷贴疗法通过药物直接刺激穴位,并通过透皮吸收,使局部药物浓度明显高于其他部位,作用较为直接。其适应证遍及临床各科,对许多沉疴痼疾常能取得显著疗效。

2. 用药安全,诛伐无过

穴位敷贴疗法不经胃肠给药,无损伤脾胃之弊,治上不犯下,治下不犯上,治中不犯上下。即使在临床应用时出现皮肤过敏或水疱,也可及时中止治疗,给予对症处理,症状很快就可消失,并可继续使用。

3. 简单易学,便于推广

穴位敷贴有许多较简单的药物配伍及制作,易学易用,不需要特殊的医疗设备和仪器,无论是医生还是患者或家属,多可随学随用。

4. 取材广泛,价格低廉

穴位敷贴疗法所用药物除极少数是名贵药材外(如麝香),绝大多数为常见中草药,用药量很少,价格低廉,甚至有一部分来自于食材,如葱、姜、蒜、花椒等,既能减轻患者的经济负担,又可节约大量药材。

5. 疗效确切，无创无痛

穴位贴敷疗法集针灸和药物治疗之所长，所用药方配伍组成多来自于临床经验，经过了漫长岁月和历史的验证，疗效显著，且无创伤及疼痛，对惧针者、老幼虚弱之体、补泻难施之时或不肯服药之人、不能服药之症尤为适宜。

三、穴位敷贴疗法的相关操作

本法既有穴位刺激的作用，又可发挥药物的药理作用，而且药物不经消化道吸收，直接接触病灶，或通过经络气血的传导以治疗疾病，故应用范围相当广泛，既可治疗体表病证，又可治疗某些急性病证，如外感风寒、上焦火盛、气滞积聚、咳嗽痰喘、疮疡肿毒等。若用鲜品药物，自身含有汁液，只需捣烂外敷即可。若药物为干品，则须研为细末，加入适量的赋形剂，如醋、酒、油、鸡蛋清、蜜糖等，调成糊状敷贴(醋调可散瘀解毒，酒调可助行药力，葱、姜、韭、蒜捣汁调可辛香散邪，菊花汁、银花露调可清凉解毒，鸡蛋清、蜂蜜调可缓和刺激、润泽肌肤等)。敷贴前，应先将穴位处清洗干净，以便于药物吸收；敷贴后，应注意做好固定，以免药物移动或脱落。

1. 散剂

散剂是穴位敷贴中最基本的剂型。根据辨证选药配方，将药物碾成极细的粉末，过 80~100 目筛后，可直接将药末撒敷于穴位上；或用水等溶剂调和成团进行贴敷，并用纱布、胶布固定；或将药末撒布在普通黑膏药中间敷贴穴位。

散剂制法简便，剂量可以随意变换，药物可以随证加减，且稳定性较高，储存方便。若将药物粉碎后，接触面增大，刺激性增强，更易于发挥作用，疗效更佳。

2. 糊剂

糊剂可使药物缓慢释放，延长药效，并可缓和药物的毒性，再加上赋形剂本身所具有的作用，可提高疗效。一般可将散剂加入赋形剂，如酒、醋、姜汁、鸡蛋清等调成糊状，敷贴于穴位上，外盖消毒纱布，并用胶布固定。

3. 膏剂

膏剂有硬膏和软膏两种，其制法不同。

(1)硬膏：将药物放入植物油内浸泡 1~2 天后，加热，过滤；将药油再加热煎熬至滴水成珠，加入广丹收膏，摊贴于穴位上。硬膏易于保存且作用持久，用法简便。

(2)软膏：将药物粉碎为末，过筛后，加入醋或酒，入锅中加热，熬成膏状，用时摊贴于穴位上，定时换药；也可将适量药末加入葱汁、姜汁、蜜、凡士林等调成软膏，摊贴于穴位上。软膏渗透性较强，作用迅速，有黏着性和扩展性。

4. 丸剂

丸剂是将药物研成细末，以蜜、水或米糊、酒、醋等调和制成的球形固体剂型。丸剂贴敷通常选择小丸药。丸剂可使药物缓慢发生作用，药力持久，且便于储存使用。

5. 饼剂

将药物粉碎过筛后，加入适量的面粉拌糊，压成饼状，放笼上蒸30 分钟，待稍凉后摊贴于穴位上。有些药物具有黏腻性，可直接捣成饼，大小、重量应根据疾病轻重和贴敷部位而定。

6. 锭剂

将敷贴药物粉碎过筛后，加水及面糊适量，制成锭剂，晾干，用时以水或醋磨糊，涂布于穴位上。本剂型多用于慢性病，可减少配制药物的工序，便于随时应用。

四、穴位敷贴疗法的注意事项

(1)中药穴位敷贴一般可贴 4~6 小时，如果贴后皮肤局部烧灼感明显，应在贴后 2 小时取下。

(2)在每年三伏天、三九天时各贴 1 次，连贴 3 年，效果最好。

(3)嘱患者贴敷当天禁洗冷水浴，禁食生冷、辛辣、腥膻食物。

(4)部分患儿局部皮肤出现红疹、水疱，或有少许瘙痒，要嘱其严禁搔抓，可以涂敷炉甘石洗剂，以防发生感染。

(5)禁止敷贴含激素类药物,情况严重者必须去医院进行处理。

五、穴位敷贴疗法的禁忌证

(1)患者出现发热,体温超过37.5℃时,当禁用穴位敷贴疗法。

(2)过敏体质及皮肤病患者,当禁用穴位敷贴疗法。

(3)穴位处的皮肤发生破损或有皮疹者,当禁用穴位敷贴疗法。

(4)严重的荨麻疹患者,当禁用穴位敷贴疗法。

(刘双萍)

第十八章
贴药法

将膏药或植物鲜叶贴于患处的方法，叫作贴药法。贴药法具有舒筋通络、活血祛瘀、散结止痛、消肿拔毒作用。其剂型有膏贴、饼贴、叶贴、花贴等。肛肠科贴药法主要用于解除或缓解肛痈、肛瘘所引起的局部红、肿、热、痛等不适症状，常用贴药部位为肛周或足三里穴。目前常用的贴药有古墨膏、三黄膏、铁箍膏、止痛膏等。

一、贴药法的相关操作

(1)清洁皮肤，剃去较长密的毛发。

(2)剪去膏药周边四角，置文火上加温，使之软化后揭开。

(3)将膏药外缘用棉花转上一圈，趁热贴在患处上，并用胶布或绷带固定。

(4)植物叶(如苦瓜叶、玉簪叶)要在临用时取鲜叶洗净贴患处，必要时用纱布包裹，并用胶布固定。

二、贴药法的注意事项

(1)在选择使用贴药法之前，应先询问患者有无皮肤过敏情况。若患者之前发生过皮肤过敏，当慎用贴药法。

(2)应根据病变部位选择大小合适的膏药，并根据病证或医嘱选用不同功效的膏药，如阳证肿疡用拔毒膏、太乙膏，阴证肿疡用千捶膏、麝香回阳膏等。

（3）烘烤膏药时，以膏药柔软化开，但不烫手、不外溢为度，避免烫伤皮肤。若贴含有麝香、丁香等辛散药物的膏药，时间不宜过长，以免减低药效。

（4）贴药操作前，应检查用物是否备齐，并向患者做好解释工作，以消除其紧张情绪。

（5）贴药后，若患者出现皮肤瘙痒难忍、膏药周围起丘疹或水疱，为过敏现象，应立即取下，暂停贴药，并将药物拭净或清洗干净，遵医嘱内服或外用抗过敏药物。

（6）揭下膏药后，局部皮肤可用松节油等擦拭干净，以免污染衣服。

（7）贴药时间一般视病情而定，膏药不可去之过早，以防创面不慎受伤，引起再次感染。

（刘双萍）

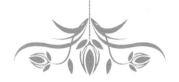

第十九章
敷药法

敷药法是指将新鲜中草药切碎、捣烂，或将中药末加赋形剂调匀成糊状，敷于患处或穴位的方法。敷药法具有舒筋活络、祛瘀生新、消肿止痛、清热解毒、拔毒等功效，适用于内、外、妇、儿、骨伤科等多种疾患，如疖肿、疮疡、瘰疬、乳核、风湿痹痛、哮喘、胸痹、偏头痛、癥瘕积聚、腰腿痛、腹痛、腹泻等，还可协助治疗或缓解因疮疡、跌打损伤等引起的局部红、肿、热、痛。

一、敷药法的相关操作

（1）敷药前，应对敷药局部做清洁处理。

（2）新鲜中草药需切碎、捣烂，平摊于棉垫上。药末需用清水或醋、蜜等调制成糊状，平摊于棉垫或纱布上，并在药物上覆盖一层大小相等的棉纸或纱布。

（3）将药物敷于患处，并用胶布或绷带固定。

二、敷药法的注意事项

（1）敷药时，应嘱患者取适当体位，并固定好药物。

（2）根据患者的年龄、体质或病情，确定敷药的剂量及时间。

（3）调制的药物须干湿适中，厚薄均匀，可根据药物作用决定敷药厚薄，如消散药膏宜厚，创面生肌药膏宜薄，一般以 0.2 ~ 0.3cm 为宜，大小以超出病变处 1～2cm 为度。对皮肤有腐蚀的药物，应将其敷药范围限制在病变部位以内。

（4）用水或醋调制的药物容易干燥，干燥时，可取下敷料，加水或醋湿润后再敷；亦可将药物刮下，加水或醋重新调制再敷，一般 2～3 天更换 1 次；亦有敷数小时即取下者，如哮喘膏。

（5）用饴糖调制的药物夏天易发酵，可每天更换药物或加入适量防腐剂。

（6）敷药后，应询问患者有无瘙痒难忍的感觉，并观察局部有无皮疹、水疱等现象。若患者发生过敏反应，应立即停止敷药。

（刘双萍）

第二十章
中药封包疗法

中药封包疗法属中医学传统外治方法之一，广泛应用于内、外、妇、儿科多种疾病，具有药物直接作用于患处而不经消化道吸收代谢的优点。根据患者症状、体征进行四诊合参，选择不同功效的中药打粉，用清水或蜂蜜之类的辅料调匀，置于患处，可起到祛风止痒、活血通络、清热解毒、利湿消肿等作用。中药封包疗法适用于治疗局灶性疾病，对于全身多发性疾病，则需要联合中药内服调理，效果较好。

传统的中药封包是将装有中草药的药包加热后，热敷于身体的患病部位或对应穴位上，通过药包的温热作用使局部毛细血管扩张、血液循环加速，药性透过皮毛，由表入里快速渗透，使药物有效的活化物质通透皮肤，直接作用于病灶，充分发挥其活血行气、调经散寒、通络止痛等功效，以达到治疗相应疾病的目的。

一、中药封包疗法的优点

（1）毒副作用小，避免因口服药物而刺激神经、胃肠道，可减轻肝脏、肾脏负担。

（2）适应证广，可针对不同病证配制对应的中药封包，实现分证治疗。

（3）治疗效果好，使病证局部药物浓度达到最大值，通过经络直达病灶。

(4)操作相对简单、安全。

二、中药封包疗法的分类及其组成

1. 痛症中药封包

中药封包中含有延胡索、红花、艾叶、续断、海盐等，适用于骨痹(如颈椎病、肩周炎、腰椎间盘突出、腰椎滑脱、腰椎管狭窄、骨性关节炎、滑膜炎、风湿性关节炎、强直性脊柱炎等筋骨类疾病)。

2. 内科中药封包

中药封包中含有桂枝、丁香、干姜、防风、吴茱萸、海盐等，适用于慢性胃炎、胃溃疡、反流性食管炎、结肠炎等慢性胃肠疾病。

3. 外感中药封包

中药封包中含有苏叶、羌活、桂枝、厚朴、海盐等，适用于风寒咳嗽、感冒、鼻炎、腺样体肥大等呼吸道疾病。

三、中药封包疗法的相关操作

中药封包在使用前应放进微波炉，用中高火加热 2~3 分钟，使温度达到 50℃ 左右，待封包温度下降至患者能耐受时，热敷患处。每天 1 次或 2 次，每次 20 分钟，可重复加热使用。中药封包疗法通过辨证施治、对症用药，能快速消除症状、改善生活质量，具有见效快、安全简便、患者易于接受等优点。具体方法如下：

(1)根据患者情况进行辨证选药。

(2)将备好的药物打碎，装入棉布袋内，扎好袋口。

(3)将药袋置于蒸锅或微波炉中加热至 50℃ 左右。

(4)敷药之初，先轻提药袋，使其间断接触皮肤，至温度适宜时，再以药袋热敷患处。

四、中药封包疗法的注意事项

(1)此治疗有内病外治的效果，但许多疾病仍需内外兼治。

(2)出现过敏反应时应停止治疗，严重者需给予积极对症处理。

(3)用药期间，应注意观察患者的皮肤情况，避免皮肤烫伤。

（4）对使用的药物过敏者以及局部皮肤有病损者，应当禁用中药封包疗法。

（5）妊娠期当禁用中药封包疗法；哺乳期、经期妇女应慎用中药封包疗法。

（6）不明肿块、有出血倾向者，当慎用中药封包疗法。

（7）损伤24小时内，当用冷敷，禁用热敷。

（刘双萍）

第二十一章
中药热奄包

中药热奄包是药物外敷疗法的一种，是将加热好的中药药包置于身体的患病部位或身体的某一个特定位置（如穴位）上，通过奄包的温热作用使局部的毛细血管扩张、血液循环加快，利用其药效和温度达到温经通络、调和气血、祛湿驱寒目的的一种外治疗法。通过中药热奄包外敷，可起到消肿止痛、活血化瘀、消肿利湿、通筋活络的作用，以减少疾病发作次数和减轻发作程度。

中药热奄包早在《黄帝内经》中就已有记载，书中所述的"熨"法即指热敷法，可分为干热敷和湿热敷。干热敷是通过炒或微波加热中药后进行热敷的方法，如热盐包；湿热敷是通过蒸或煮的方法加热中药包进行热敷的方法，如中药溻渍等。

一、中药热奄包的作用机制

中药热庵包可扩张血管、改善局部血液循环、促进局部新陈代谢、治疗肌肉痉挛、促进炎症及淤血吸收，具有温经散寒、消肿止痛、活血祛瘀、强筋健骨的治疗作用。

二、中药热奄包的适应证

中药热庵包可用于治疗各种慢性、虚寒性疾病，膝关节骨性关节炎、扭挫伤，颈、腰椎疾病，以及各种疼痛性疾病。

三、中药热奄包的相关操作

（1）操作前，应核对医嘱，评估患者，做好解释工作。

（2）备齐用物，携至患者床旁；嘱患者取适宜体位，暴露治疗部位。

（3）根据医嘱，将中药包放入微波炉中加热至 50 ~ 60℃。

（4）将加热好的药袋放置在患处进行热敷。

（5）操作完毕后，为患者擦净患处皮肤。

四、中药热奄包的注意事项

（1）孕妇的腹部及腰骶部，普通患者的大血管处、皮肤破损以及炎症、局部感觉障碍处忌用本疗法。

（2）操作过程中应保持药袋温度适宜，若温度过低，则须进行更换。

（3）操作过程中应随时听取患者对温度的感受，并观察其皮肤颜色变化，一旦出现水疱或烫伤，应及时停止热敷。

（4）药物过敏者，高热、昏迷、急性化脓性炎症早期患者，以及有出血倾向、开放性伤口的患者，当禁用本疗法。

（5）热敷时，应保持室内温暖无风，对治疗部位也要注意保暖，治疗中应嘱患者适当补充水分。

（6）若用毛巾包裹，则包裹的毛巾应平整，使热力能够均匀渗透。

（7）如治疗过程中发现患者局部皮肤出现皮疹、瘙痒，或患者诉局部皮肤有烧灼、热烫的感觉时，应立即停止治疗，严重者应及时报告医生进行处理。

（刘双萍）

第二十二章

坐药法

坐药法多用于女性患者，是将药物制成丸剂、栓剂或片剂，或用纱布包裹药末，塞入患者阴道或肛门内，或直接让患者坐到药物上，以治疗相关疾病的一种方法。坐药法可由患者自己操作，也可由他人帮助施用。施用阴道坐药时，需先用药液将患者阴道冲洗干净，亦可先用消毒棉花或消毒纱布将阴道内分泌物拭净，然后再进行治疗。

一、坐药法的相关操作

坐药法的具体操作步骤如下。

（1）用肥皂、温开水洗净患者外阴。

（2）医者洗净双手，戴手套，将药物裹于棉花或纱布内，用棉线绳扎紧，留约 15cm 长的线头。

（3）将备好的药物棉球或纱团轻轻塞入阴道深部的宫颈处，并留线头于阴道外。

（4）取出棉球或纱布团时，轻轻牵扯线头拉出即可。

当使用坐药法治疗白带、阴痒等病症时，亦可先用一些燥湿杀虫止痒药物（如 10% 蛇床子煎液、苦参汤等）冲洗或熏洗阴道，然后将药物塞入阴道内，连用数次。

二、坐药法的注意事项

(1)操作时，应注意清洁卫生，无论是所用药物，还是治疗器械，都要经过严格消毒。塞药时，医者要将手冲洗干净，或戴橡胶手套。若采用纱布包裹药末塞入法时，应先对药物及纱布做消毒处理。

(2)施用坐药期间应嘱患者禁房事。

(3)施用阴道坐药时应嘱患者不能坐浴。

(4)施用阴道坐药后，如出现外阴瘙痒或疼痛，可用温开水清洗阴部，或用蛇床子30g、地肤子30g、苦参30g、白矾20g、雄黄3g、黄柏30g、苍术20g煎水熏洗，每天1次。

(5)施用阴道坐药后数天，如发现阴道内有坚韧的块状物脱落，属正常现象，告知患者无须紧张、恐惧。

(6)月经期间及妊娠期间禁止施用阴道坐药。

(7)本疗法应在专科医生指导下谨慎使用。

（刘双萍）

第二十三章
中药熏洗法

　　熏洗疗法是利用药物煎汤，趁热在皮肤或患处进行熏蒸、淋洗的治疗方法（一般先用药液蒸汽熏，待药液温时再洗）。熏和洗是两种不同的外治法，因临床经常同时应用，故合称为熏洗法。此疗法是借助药力和热力，通过皮肤、黏膜作用于机体，促使腠理疏通、脉络调和、气血流畅，从而达到预防和治疗疾病的目的。

　　中药熏洗法属于中药外治法的重要组成部分，是在中医理论指导下，选配中草药煎汤，在患处皮肤进行熏蒸、淋洗、浸浴以达到内病外治目的的一种疗法，又称中药蒸煮疗法、中药汽浴疗、药透疗法、热雾疗法等。这种方法历史悠久，最早见于《五十二病方》，随着科学技术的日新月异，现已广泛用于防病治病及强身保健。该疗法具有无痛苦、无危险、药物直接作用于病变局部等优点，可活血化瘀、通络止痛、清热解毒、利湿消肿、改善肢体微循环等，对慢性疾病、胃肠道疾病及血管疾病等具有良好的效果。

一、中药熏洗法的功效

　　中药熏洗法具有发汗解表、清热解毒、祛风除湿、舒筋活络、活血化瘀、利水消肿、杀虫止痒、芳香行气等功效。现代研究表明，中药熏洗可促进机体各组织器官的新陈代谢，改善血液循环和神经系统的功能状态，以增强机体抵抗力。

二、中药熏洗法的主要适应证

1. 内科疾病

中药熏洗法可用于治疗失眠、头晕头胀、腰酸乏力，以及进行亚健康的调理等。

2. 骨科疾病

中药熏洗法可用于治疗类风湿关节炎、周围血管病、软组织损伤、骨折等。

3. 皮肤病

中药熏洗法可用于治疗疖、痈、带状疱疹、湿疹、癣病，以及部分红斑狼疮和干燥综合征等。

4. 周围血管疾病

中药熏洗法可用于治疗脉管炎、糖尿病肢体血管病变等。

5. 眼科疾病

中药熏洗法可用于治疗急性结膜炎、睑腺炎等。

6. 肛肠疾病

中药熏洗法可用于治疗痔疮、肛门瘙痒等。

7. 男性疾病

中药熏洗法可用于治疗阴囊湿疹、前列腺炎、阳痿等。

8. 妇科疾病

中药熏洗法可用于治疗盆腔炎、附件炎、阴道炎、痛经、外阴瘙痒等。

9. 健康人群

中药熏洗法还可用于养生保健、护肤美容、美发延年等。

三、中药熏洗法的相关操作

1. 手熏洗法

（1）按照病证先选定用药处方，准备好脸盆、毛巾、布单等。

（2）将煎好的药物趁热倾入脸盆内，嘱患者先把手臂搁于盆口上，上覆布单，以不使热汽外泄，待药液不烫手时，再将患手浸于药液中洗浴。

（3）熏洗完毕后，用干毛巾轻轻擦干患处皮肤，注意避风。

2. 足熏洗法

（1）按照病证先选定用药处方，准备好水桶或铁桶、小木凳、布单、毛巾等。

（2）将煎好的药液趁热倾入木桶或铁桶中，桶内置一只小木凳，略高出药液面；嘱患者坐在椅子上，将患足搁在桶内小木凳上，用布单将桶口及腿盖严，进行熏蒸。待药液不烫足时，取出小木凳，把患足没于药液中泡洗。根据病情需要，药液可浸至患者踝关节或膝关节部位。

（3）熏洗完毕后，用干毛巾擦干患处皮肤，注意避风。

3. 眼熏洗法

（1）按照病证先选定用药处方，准备好脸盆或热水瓶、消毒药棉或消毒纱布、布单、毛巾等。

（2）将煎好的药液趁热倾入脸盆内，嘱患者取端坐位，并向前微微弯腰，面向药液，两眼紧闭，然后用布单将脸盆口盖严，勿使热汽外泄；或将煎好的药液趁热倒入保温瓶内，患者将患眼对准瓶口，先进行熏蒸，待药液降至不烫手时，再用消毒棉花或消毒纱布蘸药液频频清洗患眼；也可用洗眼杯盛温热药液（约为全杯容积的2/3），嘱患者先低头，使洗眼杯口紧扣在患眼上，接着紧持洗眼杯，随同抬头，不断开合眼睑，转动眼球，使眼部与药液充分接触。如患眼分泌物过多，应用新鲜药液多洗几次。

（3）熏洗完毕后，用干毛巾轻轻擦干眼部，然后闭目休息 5～10 分钟。

4. 坐浴熏洗法

（1）按照病证先选定用药处方，准备好脸盆、横木架或坐浴椅、毛巾等。

（2）将煎好的药液趁热倾入盆内，在盆上放置横木架，嘱患者暴露臀部，坐在横木架上进行熏蒸；或使用坐浴椅，把盆放在椅子下进行熏蒸。待药液不烫手时，再将臀部浸入盆中清洗。

（3）熏洗完毕后，用干毛巾擦干局部皮肤，并嘱患者更换干净的内裤。

上述熏洗法一般每天熏洗 1～3 次，每次 20～30 分钟。其疗程视疾病而定，以病愈为度。

四、中药熏洗法的注意事项

（1）施行熏蒸法时，应时刻注意防止烫伤，各种用具宜固定稳妥，药液温度过高时不应接触皮肤。

（2）对于小儿患者以及智能低下、年老体弱者，熏蒸时间不宜过长，并需有家属陪同。

（3）对熏蒸的浴具要进行消毒。

（4）治疗期间，应控制辛辣、油腻、甘甜等食物的摄入量。

（5）熏洗后，应嘱患者饮用 300～500mL 的温开水，已补充消耗的水分。

五、中药熏洗法的禁忌人群

（1）孕妇及月经期妇女。

（2）有严重出血及出血倾向者。

（3）有心脏病、高血压等基础疾病，病情严重或病危患者。

（4）患有结核病等传染病者。

（5）心力衰竭、肾衰竭患者。

（6）动脉瘤患者。

（7）存在温热感知障碍，或对温度无法反馈的患者。

（刘双萍）

第二十四章
中药药浴法

药浴亦称水疗，系中草药加水煎煮，取药液洗浴局部或全身。中药药浴法是中医学独特的外治疗法，对亚健康的调理有良好的效果。现代研究表明，药浴液中的药物离子通过皮肤、黏膜的吸收、扩散、辐射等途径进入体内，避免了肝脏的首过效应，减少了毒副作用。同时，药浴液的温热效应能够提高组织的温度，舒张毛细血管，改善循环，使血液加速，且通过皮肤组织吸收后，可调节局部免疫状态，抑制和减少生物活性物质的释放，从而达到防治疾病的目的。

一、中药药浴法的作用机制

中医学认为，人体的内脏和体表各组织器官是一个有机的整体，药浴液中的有效成分可通过局部进入体内，以调整脏腑功能而治病求本。药浴用药与内服药一样，需遵循处方原则，进行辨病、辩证选药，即根据各自的体质、时间、地点、病情等因素，选用不同的方药。煎药和洗浴的具体方法也有要求，将药物粉碎后用纱布包好（或直接把药物放在锅内加水煎取），加清水适量，浸泡20分钟，然后煮30分钟，将药液倒入盆内，待温度适宜时进行洗浴。

二、中药药浴法的制备方法及种类

中药药浴法是根据各种具体病证，在中医辨证或辨病的基础上选取适当的药物,组成药浴方剂。

(一)药浴液的制备方法

(1)在药物中加入适量水煎煮为药浴液。

(2)将药物放入溶液中浸泡数天制成药浴液。

(3)将药物研细过筛,制成散剂或丸剂保存,用时加热水溶解而成药浴液。

(4)将药液进行有效成分提取,加入皮肤吸收促进剂,调成药浴液。

(二)中药药浴法的分类

中药药浴法可分为全身沐浴和局部洗浴两大类型。

1. 全身沐浴

全身沐浴是借浴液的温热之力及药物本身的功效,使周身腠理疏通、毛孔打开,从而起到发汗退热、祛风除湿、温经散寒、疏通经络、调和气血、消肿止痛、祛瘀生新等作用。

(1)使用方法:将药浴液倒入消毒后的浴盆或浴缸里,加入热水,然后把水调到适当的温度,即可进行洗浴。

(2)注意事项:①洗浴前应先试水温,若温度过高,则应待水温适宜时,再慢慢进入浴缸里;向浴液中加水时,温度要适中,不能过热,以免发生烫伤。②沐浴时要注意保暖,洗浴完毕后应拭干皮肤;浴室温度不宜低于20℃,秋冬之季尤其应注意浴处宜暖而避风,以免受寒。③饭前及饭后30分钟内不宜沐浴。空腹洗浴容易发生低血糖,导致虚脱昏倒;饭后饱腹沐浴,全身体表血管被热水刺激而扩张,胃肠等内脏血液都会被动员而分散到身体表层,胃肠道的血量供应减少,同时会降低胃酸分泌,并使消化器官功能减低,从而影响食物的消化吸收。④高热、大汗、高血压病、主动脉瘤、冠心病、心功能不全及有出血倾向等患者不宜使用全身沐浴疗法。⑤儿童、老年人以及有心、肺、脑等疾病的患者不宜单独进行洗浴,应有家属助浴,洗浴的时间也不宜过长。⑥患有关节病的患者洗浴时间应稍长一些,可多用热水浸泡浴巾进行热敷。⑦沐浴时和出浴后,若患者有口渴感,应饮用1000mL左右的温水,以及时补充水分。

2. 局部淋浴

局部淋浴是借助热力和药物的综合作用，直透局部皮肤、腠理，从而发挥清热解毒、消肿除湿、祛风止痒、活血行气、软化角质、祛腐生肌等功效，达到治疗疾病的目的。局部淋浴的方法主要包括以下几种。

（1）头面浴：将药浴液倒入消毒的脸盆中，待浴液温度适宜后，进行沐发、洗面。该浴法在面部皮肤美容及护发美发方面具有显著的疗效，同时对头面部疾病也有一定的治疗作用。需要注意的是，沐发、洗面时要注意避风寒，同时应注意避免浴后受风；对于面部炎症性渗出明显的皮肤病患者，应该慎用头面浴。

（2）目浴：将煎剂滤清后，淋洗患眼。洗眼时，可用消毒纱布或棉球渍水，不断淋洗眼部；亦可用消毒眼杯盛药液半杯，先俯首，使眼杯与眼窝缘紧紧靠贴，然后仰首，并频频瞬目，进行眼浴，每天2次或3次，每次20分钟。临床上，本疗法往往先熏后洗，除药物直接作用于眼部，达到疏通经络、退红消肿、收泪止痒等效果外，尚可借助药液的温热作用，使眼部气血通畅。需要注意的是，目浴时的药液温度不宜过高，以免烫伤；浴液必须经过过滤，以免药渣进入眼内；一切器皿、纱布、棉球及手指必须严格消毒；眼部有新鲜出血或患有恶疮者，当忌用目浴。

（3）手足浴：是临床经常使用的治病护肤的方法。手部洗浴除了可治疗皮肤病、软组织损伤外，还具有护肤保健作用。手的美感是洁净、细嫩和滋润，适度的洗浴手部，不仅可清洁皮肤，而且有防止皮肤老化的作用。足部洗浴时应使用温水，洗完或泡好后要擦干，避免受凉。若治疗手、足部癣类皮肤病，可将药物浸泡在醋液中，或煎汤后加醋，制成药浴液进行洗浴。

三、中药药浴法的相关操作

（一）准备事项

（1）用10倍于药包（粉）的开水浸泡药物5～10分钟。

（2）根据自己的耐热习惯，调节水温在39～45℃，如果为首次泡浴，夏季的水温一般调到39℃，冬季的水温一般调到42℃，并且在泡浴过程中可适当调节温度。

（3）把溶解好的药包和药水同时倒入木桶里，之后要用手揉捏药包，将有效成分充分溶解出来。

（4）根据患者的反应调节水温：不同的人耐受力有很大的差别，所以第一次进水 5～8 分钟时，可根据患者对水温的感受，及时调节水温，以达到最佳的药浴效果。

（二）操作方法

1. 熏洗法

（1）将浴室环境温度调节至 20～22℃，依据患者病情，辨证选用中药材，将煮沸的药水倒入容器中，使药物蒸汽作用于患部。

（2）待药液温度降至 38～40℃ 时，添加适量温水，使药水与水的比例为 3∶10，嘱患者将身体及手脚浸泡于药液中，每次熏洗 20～30 分钟，以出汗为宜，每天 1 次或 2 次。

2. 浸浴法

将浴室温度调节至 20～22℃，可根据患者病情，辨证选取中药，把煎好的药液倒入木桶或浴缸内，加适量温开水，使药液与水的比例为 3∶10。

（1）全身浸浴：将水温调节至 38～40℃，使患者躯体及四肢浸泡于药浴液中，每天 1 次或 2 次，每次 20～30 分钟。

（2）局部浸浴：将煎好的药液倒入木桶或足浴盆内，再添加适量温热水，将患部浸泡于药水中，每天 1 次或 2 次，每次 20～30 分钟。

3. 淋洗法

（1）按药品煎制方法，煎出 1000～2000mL 浓度为 10%～30% 的药液，将药液装入带细眼的小喷壶内，淋洒于患部表皮之上。

（2）将 6～8 层纱布浸透药液，然后拧挤纱布，使药液淋洒于患部表皮之上；亦可用一个小盆盛装药液，缓缓将药液倾倒于患部表皮之上，每次 10～15 分钟，每天 1 次或 2 次。

四、中药药浴法的注意事项

（1）嘱患者饭后 1 小时方可入浴。

（2）浴前 4 小时内没有进食者，嘱患者要准备好牛奶、糖水或其他流食，以备饥饿不适时食用。

（3）嘱患者药浴前、药浴中、药浴后均应适当补充水分。

（4）浸泡场地应注意通风良好，但不可使患者受寒。

（5）药浴后，若患者皮肤表面发红，并持续 30 分钟至 1 小时的发汗，均属正常的药效作用，但注意不可吹风，以免受寒。

（6）药浴后，在皮肤发红、发热状况没有消退之前，请勿使用任何护肤品和化妆品。

（7）轻度高血压、低血压患者，以及心脏功能稍差者，应在家属陪伴下进行药浴，每次浸泡时间不宜太长（3～6 分钟即可）；如患者在浸泡过程中感到心跳加快或呼吸过于急促时，应起身于通风良好处稍做休息，待恢复后再次浸浴，一般分为两三次浸浴即可。

（8）部分患者（尤其是较为肥胖的患者）浴后皮肤出现轻微刺痛感，或出现小丘疹，均属正常排毒现象，可继续使用药浴法进行治疗。

（9）产妇在分娩时如有手术行为，须待拆线后再进行药浴；若无手术行为，可于产后 7 天开始进行药浴。

（10）药浴时，一般先淋浴、后浸浴，或先洗头和面部，再进入木桶进行浸浴，浴后无须再冲洗，直接擦干即可。

（11）身体虚弱者在浸泡过程中会出现头晕、心跳加快、恶心、全身酸软无力等症状，属于正常现象，随着浸浴对于体质的调节，这些症状多会逐渐消失。

（12）体虚、受风寒、湿气重的人在浸浴后会出现风疹、湿疹，以及关节疼痛、瘙痒等症状，一般在浸浴后 2 小时逐渐消失，属于好转反应。

（13）有严重哮喘病者，应避免使用药浴法。

（14）皮肤有较大面积创口者、孕妇及女性月经期间、具有严重过敏史的患者，应慎用药浴法。

（15）浸浴时应尽可能洗去鳞屑，以利于药物的吸收。

（16）嘱患者饭前、饭后半小时内以及临睡前不宜进行全身热水药浴，以免影响消化功能及睡眠。

（刘双萍）

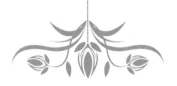

第二十五章
直肠给药法

直肠给药法是指通过肛门将药物送入直肠，通过肠黏膜迅速吸收进入体循环，从而发挥药效来治疗全身或局部疾病的给药方法。直肠给药法主要包括3种，即保留灌肠法、直肠点滴法和栓剂塞入法。

中医学认为，大肠包括结肠和直肠，其脉络肺，与肺相表里，而肺朝百脉，所以药物经直肠吸收后可通过经脉上输于肺，再由肺将药物运送到五脏六腑、四肢百骸。同时，大肠、小肠、膀胱同居下焦，肾主水液而司二便，从而为直肠给药治疗急、慢性肾功能衰竭提供了理论基础，酷似透析作用。前列腺紧邻直肠，经直肠给药可使药物直达病所，同时有局部热疗作用，是目前治疗前列腺疾病的一种有效方法。

直肠给药法见效快，疗效可靠，无明显不良反应和副作用，值得临床推广使用。但截至目前，直肠给药所使用的药物多限于中药煎剂或中成药稀释液，且多随制随用，除个别使用栓剂外，尚缺乏规范化的中成药制剂和专用器具，影响了直肠给药法的普及和推广。

一、直肠给药法的相关操作

1. 给药前准备

（1）器物准备：注射器、直肠管、甘油（或石蜡油）、碘伏（酒精、生理盐水)、棉签、药品(直肠给药有专用直肠管)。

(2)患者准备：排空大小便，心情放松。

(3)药品准备：拟用药品以 38~40℃温水预热。

(4)环境准备：遮挡屏风，调节合适的室温，保持光线充足。

(5)注意保护患者的隐私部位。

2. 直肠给药

(1)选择体位：嘱患者取俯卧位或左侧卧位。

(2)抽药：将药物抽进注射器内，继续吸入少量空气，针头向下，使空气进入管腔尾部。

(3)连接直肠管，并为直肠管涂抹润滑剂。

(4)插入直肠管：应平缓、轻柔地插入 5~10cm。

(5)注入药物：应缓慢推注药液。

(6)注药完毕后，拔出直肠管。

3. 给药后处理

(1)嘱患者保持卧位 6~15 分钟。

(2)若有药液溢出，应及时处理。

(3)注意观察患者给药后的反应，如是否有排便或不舒服等。

二、直肠给药法的注意事项

(1)应严格掌握直肠给药的指征，如对于腹泻严重的患者，暂时不适宜使用直肠给药法进行治疗。

(2)婴幼儿肠壁薄，灌肠管不要太硬，并保持润滑，做好消毒工作，注意动作应轻柔。

(3)经直肠给药时，药量不宜过大，以不超过 10mL 为宜。

(4)应把握好进管深度，一般 1 岁以下的患儿进管深度不超过 5cm，1~6 岁患儿进管深度为 5~10cm。

(5)经直肠给药后，务必保留足够时间(一般需保留 15 分钟)，以使药物充分吸收。

(6)注意药物的使用禁忌，如庆大霉素不能直肠滴入。

(刘双萍)

第二十六章
足部反射区疗法

反射疗法是一种通过对全身各个反射点、反射区施以按摩手法，刺激反射区，从而调整脏腑虚实、疏通经络气血，用以预防或治疗某些疾病的方法。人体的反射区主要集中在3处，即耳部反射区、手部反射区和足部反射区，其中以足部反射区在临床中应用最为广泛。

一、足部反射区疗法的基本内容

1. 足部反射区的位置

足部反射区分为足底、足内侧、足外侧、足背四大部分，其分布情况大致如下。

（1）足底：肾上腺、肾、输尿管、膀胱、额窦、脑垂体（垂体）、小脑及脑干、三叉神经、鼻、头部（大脑）、颈椎、甲状旁腺、甲状腺、眼、耳、斜方肌、肺及支气管、心（左）、脾（左）、胃、胰腺、十二指肠、小肠、横结肠、降结肠（左）、乙状结肠及直肠（左）、肛门（左）、肝（右）、胆囊（右）、盲肠及阑尾（右）、回盲瓣（右）、升结肠（右）、腹腔神经丛、生殖腺（睾丸或卵巢）、失眠点。

（2）足内侧：膀胱、鼻、颈椎、甲状旁腺、胸椎、腰椎、骶骨（骶椎）、尾骨内侧、前列腺或子宫、尿道及阴道、髋关节、直肠及肛门、腹股沟、肋骨、下身淋巴腺（腹部淋巴腺）、消渴点、便秘点。

（3）足外侧：生殖腺（睾丸或卵巢）、髋关节、尾骨外侧、下腹部、膝、肘、肩、肩胛骨、内耳迷路、胸、膈（横膈膜）、肋骨、上身淋巴腺、上臂、头痛点。

（4）足背：鼻、颈项、眼、耳、腹股沟、上颌、下颌、扁桃体、喉与气管及食管、胸部淋巴腺、内耳迷路、胸、膈（横膈膜）、肋骨、上身淋巴腺、下身淋巴腺（腹部淋巴腺）、痰喘点、心痛点、落枕点、腰腿点。

2. 足部反射区的选取

选取反射区主要是根据病变所在的部位，即受累的脏腑器官，而不是根据具体的病证。同一器官、同一系统的各种病证，应选取大致相同的反射区。反之，同一反射区可用于治疗不同的病证。

肾、输尿管和膀胱这3个反射区是足部按摩中极其重要的区域，故称为"基本反射区"。其作用是增强排泄功能，将毒素或有害物质排出体外，因此，每次按摩开始和结束时都要连续按摩这3个反射区各3~5次。

在选取基本反射区的基础上，再选取与病变器官相对应的反射区。例如：

肾脏疾病——肾反射区。

各种眼病——眼反射区。

各种耳病——耳、内耳迷路反射区。

各种鼻病——鼻、额窦、扁桃体、肺及支气管等反射区。

肺病——肺及支气管、喉与气管、心等反射区。

支气管疾病——肺及支气管、鼻、扁桃体等反射区。

胃及十二指肠疾病——胃、十二指肠、腹腔神经丛、甲状旁腺等反射区。

食管疾病——食管、胃、胸等反射区。

肝病——肝、脾、胃、肠等反射区。

胆病——肝、胆囊反射区。

小肠疾病——小肠、腹腔神经丛、甲状旁腺等反射区。

大肠疾病——小肠、回盲瓣、盲肠、升结肠、横结肠、降结肠、乙状结肠及直肠、肛门、腹腔神经丛等反射区。

颈部疾病——颈椎、颈项等反射区。

前列腺疾病——前列腺、尿道、垂体、甲状旁腺、生殖腺、肾上腺等反射区。

垂体病——脑垂体（垂体）、头部（大脑）等反射区。

甲状腺疾病——甲状腺、垂体、肾上腺、小脑及脑干等反射区。

甲状旁腺疾病——甲状腺、甲状旁腺反射区。

肾上腺疾病——肾上腺、垂体反射区。

睾丸疾病——睾丸、垂体、头部（大脑）、肾上腺、甲状腺等反射区。

卵巢疾病——卵巢、垂体、大脑、肾上腺等反射区。

子宫疾病——子宫反射区。

皮肤病——脾、肾上腺、甲状旁腺、淋巴腺（依患病部位而选取不同部位的淋巴腺）、胃肠等反射区。

由于人体的结构和功能是统一的，因此除选取病变器官相对应的反射区外，还应根据不同性质的病证和脏腑器官的相关性质去选取同一系统的相关反射区，疗效会更显著。例如：

脑血管病：除选取头部（大脑）、小脑及脑干、额窦等反射区外，还应增选心反射区。

肺部疾病：除已选取的反射区外，还应增加鼻、咽喉、扁桃体、胸部淋巴腺等反射区。

各种炎症：应选取脾、淋巴腺（依患病部位而选取）、肾上腺、甲状旁腺、扁桃体等反射区来配合。

各种癌症：应选取脾、淋巴腺（依患病部位而选取）、肾上腺、甲状腺、甲状旁腺等反射区进行配合治疗，以增强免疫力。

3. 按摩手法的运用原则

对骨骼系统的疾病进行治疗，必须用强刺激手法才能取得明显效果，而严重心脏病患者的心脏反射区、肝脏病患者的肝脏反射区以及淋巴和坐骨神经反射区，力度就应减弱一些。

足部反射区按摩有补、泻两种手法，按照"实者泻之，虚者补之"

的原则，对于实证、体质较好的患者，力度可适当加大，采用强刺激手法；而对心脏病等虚证以及老年人、儿童、女性和重病体弱者，则宜用弱刺激手法，并适当延长疗程，以使患者的内部功能逐渐恢复；对敏感性强的反射区，力量不能过大；对敏感性弱的反射区，则应适当加大力度。

二、足部反射区常用按摩手法

1. 握拳食指法

（1）技术要领：握拳，中指、无名指、小指紧扣掌心，食指第1、2指关节弯曲扣紧，并使屈曲的食指与掌指面略保持垂直状态，拇指弯曲后顶在食指末节处。

（2）着力点：食指近端指间关节顶点。

（3）用途：适用于肾上腺、肾、膀胱、额窦、垂体、头部（大脑）、甲状旁腺、斜方肌、肺及支气管、心、脾、胃、胰腺、十二指肠、横结肠、降结肠、乙状结肠及直肠、肛门、肝、胆囊、盲肠及阑尾、回盲瓣、升结肠、腹腔神经丛、生殖腺（睾丸或卵巢）、小肠、肘、膝、肩、喉与气管及食管、内耳迷路、肋骨、鼻、眼、耳、失眠点等反射区。

2. 拇指点按法

（1）技术要领：拇指伸直，其他四指弯曲后紧贴于拇指掌面，用拇指指端或指腹垂直用力点按于施术区域上。

（2）着力点：拇指指端、指腹或桡侧偏峰。

（3）用途：适用于喉与气管及食管、内耳迷路、颈椎、心（轻手法）、下身淋巴腺、上身淋巴腺、上臂、肋骨、扁桃体、胸部淋巴腺、心痛点、头痛点、落枕点、腰腿点、消渴点、便秘点等反射区。

3. 拇指推压法

（1）技术要领：虎口张开，用拇指指腹或桡侧面紧贴足部施术区域，单向移动，腕关节伸平，其余四指呈握拳状或略弯曲，起辅助及固定作用。

（2）着力点：拇指指腹或桡侧偏峰。

（3）用途：适用于横膈膜、肩胛骨、胸、下腹部、直肠及肛门、尿道及阴道、腹股沟、坐骨神经、胸椎、腰椎、骶骨（骶椎）、输尿管、甲状腺、眼、耳、前列腺或子宫、髋关节等反射区。

4. **拇指掐法**

（1）技术要领：将拇指与其余四指分开，呈圆弧形，四指起辅助固定作用，施力于拇指指端。

（2）着力点：拇指指端。

（3）用途：适用于小脑及脑干、三叉神经、颈项、上颌、下颌等反射区。

5. **食指刮压法**

（1）技术要领：虎口开大，拇指固定，食指弯曲，用食指侧缘做单方向刮动，其他手指做辅助，以食指发力。

（2）着力点：食指第 2 节指腹桡侧或食指第 2 指间关节屈曲后的顶点。

（3）用途：适用于尾骨外侧及尾骨内侧等反射区。

有些反射区过小、过深，靠手无法到达准确的深度和幅度，如扁桃体、肾上腺、失眠点等这些既小又处在皮肤下较深处的反射点，需使用多功能足疗器等器具，方能取得一定的疗效。

三、足部反射区疗法的适应证

足部反射区疗法的适用范围非常广泛，除可治疗多种疾病外，还可用作预防保健。下面简单介绍一些使用足部反射区疗法治疗疾病及预防保健的方法。

1. **食欲不振、厌食**

反射区疗法：按摩肾、输尿管、膀胱、胃、小肠、肝、胆囊、脾、甲状腺等反射区。

2. **慢性胃炎**

反射区疗法：按摩肾、输尿管、膀胱、胃、十二指肠、头部（大脑）、心、肝、胆囊、甲状旁腺等反射区。

3. 肝硬化

反射区疗法：按摩肾、肾上腺、输尿管、膀胱、心、胃、胰腺、十二指肠、肝、小肠、胆囊、胸部淋巴腺等反射区。

4. 糖尿病

反射区疗法：按摩肾、输尿管、膀胱、胃、小肠、胰腺、心、肝、肾上腺、甲状旁腺、淋巴腺及坐骨神经等反射区。

5. 便秘

反射区疗法：按摩肾、输尿管、膀胱、甲状旁腺、胃、十二指肠、小肠、直肠及肛门等反射区。

6. 痔疮

反射区疗法：按摩肾、输尿管、膀胱、肾上腺、胃、肝、乙状结肠及直肠、肛门、甲状旁腺、上身淋巴腺、下身淋巴腺等反射区。

7. 泌尿系统感染

反射区疗法：按摩肾上腺、肾、输尿管、尿道及阴道、甲状旁腺、脾、上身淋巴腺、下身淋巴腺等反射区。

8. 肾脏疾病

反射区疗法：按摩肾、输尿管、膀胱、肝、胃、小肠、胰腺等反射区。

9. 前列腺疾病

反射区疗法：按摩肾上腺、肾、输尿管、膀胱、前列腺、腹腔神经丛、垂体、甲状旁腺、睾丸、尿道及阴道、生殖腺、下身淋巴腺等反射区。

10. 阳痿、早泄

反射区疗法：按摩肾、输尿管、膀胱、垂体、甲状腺、肾上腺、生殖腺、前列腺、腹股沟等反射区。

11. 遗精

反射区疗法：按摩肾、输尿管、膀胱、小肠、小脑及脑干、头部（大脑）、前列腺、腹股沟等反射区。

12. **痛经**

反射区疗法：按摩子宫、卵巢、肾、肾上腺、腹腔神经丛、垂体等反射区。

13. **性欲减退**

反射区疗法：按摩肾、输尿管、膀胱、垂体、肾上腺、生殖腺、甲状腺、前列腺或子宫、腹股沟等反射区。

14. **疾病预防及保健**

当足部反射区疗法用于疾病预防与保健时，可采取全足按摩的方法，即把所有的反射区全部按摩一遍。其作用是促进血液循环和增强全身功能，不仅可使患病的器官及全身各个器官都得到加强，长期坚持，还能起到增强人体的抗病能力和身体素质的效果。

四、足部反射区疗法的相关操作

1. 按摩的顺序及要领

全足按摩时，应先从左脚开始，按摩 3 遍肾、输尿管、膀胱反射区，再按脚底、脚内侧、脚外侧、脚背。一般由脚趾端向下依次按摩，即总体按摩方向是向心性按摩，沿着静脉、淋巴回流的方向按摩。如记不清具体反射区的部位，可将足反射区图放在旁边，按图索骥，每个反射区按摩 3 次，必要时可增至 6 次。重点按摩时，大致上可按照基本反射区—病变反射区—相关反射区—基本反射区的顺序进行。

按摩结束后，无论是全足按摩还是重点按摩，都应将按摩完毕的脚踝先顺时针方向后逆时针方向分别摇转 4~6 次，才可结束。在按摩时，关键点是要找准敏感点，这样不需要用多大力量，被按摩处就会感到酸痛，这样才会有疗效；如果找不到敏感点而蛮干一通，只会白费力气。

2. 按摩的力度及节奏

按摩力度的大小是影响疗效好坏的重要因素。力度过小，一般无效果或效果不佳；反之，力度过大，则患者无法忍受，且易造成局部损伤。因此，足底按摩的力度要适度、均匀。所谓适度，是指以按摩处有酸痛感，即"得气"为原则；所谓均匀，是指按摩力量要渐渐渗入，缓缓抬起，并有一定的节奏，不可忽快忽慢，时轻时重。快节奏的按摩一般适用于急、重症和疼痛严重的疾病，慢节奏的按摩主要适用于慢性疾病。

五、足部反射区疗法的注意事项

（1）按摩治疗前，操作者要先将指甲剪短（以防在治疗中刺伤患者皮肤），清洁自己的双手和患者的双脚，在按摩的反射区内均匀地涂上按摩膏（可起到润滑皮肤、清热解毒、活血化瘀的作用）。

（2）饭后1小时内不宜进行足底按摩，以免对胃产生不良刺激。患者在精神紧张和身体疲劳时均不宜进行足底按摩，需待情绪稳定、身体状态正常后再施行该疗法。洗澡后1小时内也不宜进行足底按摩。

（3）心脏病、糖尿病、肾脏病患者进行足底按摩时，每次不宜超过15分钟。有严重心脏病、癫痫、肝功能异常者，除使用足反射区疗法外，还应配合其他疗法进行治疗。

（4）嘱一般患者在足底按摩后半小时内饮用300～500mL的温开水，有严重肾脏病、心力衰竭、水肿的患者，饮水量不宜超过150mL。

（5）足底按摩时，患者如有表情异常、无法忍受疼痛以及严重出汗、虚脱等表现时，应及时调整按摩节奏与力度。若患者出现休克前期症状，则要立即停止，可让患者取头低脚高卧位，针刺或按压水沟、合谷、内关等穴，观察血压、心率的变化，一般静卧休息半小时即可恢复正常，切勿因惊慌失措而使患者情绪紧张。

（6）慢性病患者在足部反射区治疗期间一般可停服抗生素、止痛片、镇静剂之类药物，其他病证可按照医师处方服药的同时进行足部按摩，待病情好转后再逐渐减少药量，直至完全康复而停药。

（7）某些患者在接受按摩治疗后可出现低热、发冷、疲倦、腹泻等全身不适症状，甚至病情暂时加重，或出现尿液颜色变深、气味加重或有絮状物、大便变黑等表现，都属于正常反应，可继续坚持治疗。

（8）长期接受足部按摩者，双脚感觉可出现迟钝，一般用盐水浸泡双脚半小时，即可恢复痛感。进行足底按摩治疗时，应尽可能避开骨骼突起处，以免因损伤骨膜而造成痛苦。

（9）为老年人、儿童进行足底按摩时，可用指腹施力，不可用力过度，以免造成损伤。

六、足部反射区疗法的禁忌人群

（1）吐血、呕血、便血、脑出血、胃出血、子宫出血、内脏出血等出血证患者（因按摩会促进血液循环，故可能引起更多的出血）。

（2）处于月经期、妊娠期的女性患者。

（3）活动性肺结核患者。

（4）急性心肌梗死病情不稳定者，严重肾衰竭、心力衰竭者，发生肝坏死等重症患者。

（刘双萍）

下 篇

中药炮制技术

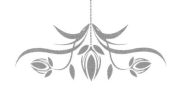

第二十七章
中药炮制技术概述

中药炮制是根据中医药理论，依照辨证施治用药的需要和药物自身性质，以及调剂、制剂的不同要求，对中药材进行特殊加工所采取的制药技术。中药炮制学是专门研究中药炮制理论、工艺、规格、质量标准、历史沿革及其发展方向的一门学科，与中医药基础理论、中药化学、中药鉴定等有着密切的联系。

中药材系指药用植物、动物、矿物的药用部分，采收后经产地加工而成的原药材，简称药材。中药饮片系指药材经过炮制后直接用于中医临床或制剂生产使用的处方药品，简称饮片。中成药系指在中医药理论指导下，以中药饮片为原料，根据疗效确切、应用广泛的处方，按一定标准制成一定剂型的药品。中药材、中药饮片、中成药是中药行业的三大支柱，中医师在临床用以治病的物质是中药饮片和中成药，中药材只有经过净制、切制或炮制等处理后，才能应用于临床或用于制备中成药，这是中医临床用药的一大特色，是保证用药安全、增强疗效的重要措施，也是中药有别于天然药物的显著标志。

中药炮制是我国独有的传统制药技术，是中医药遗产中的一个重要组成部分。从历代有关资料来看，中药炮制曾有"炮炙""修治""修事""修制""炮制"等多种称谓，虽然名称不同，但所叙述的内容都是一致的，其中以"炮炙"和"炮制"两词多用。"炮炙"在古代是指用火加工处理药物的方法，现代一般是指除净制、切制以外的其他炮制方法，因其不能概括中药炮制技术的全部内涵，为了保持炮炙的原意，又能较广泛地代表中药的加工技术，故现代多用"炮制"一词。

学习中药炮制技术，需做好两点：一是要遵循中医药理论，在继承中药传统炮制的基础上，应用现代炮制技术和设备，进行中药饮片的加工生产；二是要应用现代科学技术探讨炮制原理，改进炮制工艺和设备，完善质量标准，提高中药饮片质量，不断创新和发展中药炮制技术，以保证中医临床用药的安全、有效。

一、中药炮制的起源

中药炮制起源于原始社会，是随着中药的发现和应用而产生的，有了中药，就有了中药炮制。"药食同源"形象地说明了人类在猎取食物和加工食物的过程中，逐渐认识了药物及其处理方法，并将食物的加工方法用于药物的加工处理，采用清洗、打碎、擘劈、锉为粗末等方法处理药物，便是中药炮制的萌芽。

火的出现及应用是人类历史发展的一大进步。《礼纬·含文嘉》明确指出："燧人氏始钻木取火，炮生为熟，令人无腹疾，有异于禽兽。"炮制古称"炮炙"，据《说文解字》载："炮，毛炙肉也。""炙，炙肉也，从肉在火上。"炮生为熟，并将"炮""炙"等食物加工方法用于药物加工，便是中药炮制的雏形。

酒的发明与应用，起源于旧石器时代。《汉书·王莽传》称"酒为百药之长"，后世将酒应用于药物的炮制，并由此开启了辅料炮制药物的先河，丰富了中药炮制的内容。

陶器的发明与应用，出现在仰韶文化时期，陶器从最初作为烹饪器和储物器，逐渐被人们用于浸泡药酒、蒸煮药物以及煅制药物的必要工具，促进了中药炮制的发展。

二、中药炮制的发展

从现存的文献资料来看，中药炮制的发展史大体可分为以下四个时期：中药炮制技术的起始与形成时期、中药炮制理论形成时期、炮制品种和技术的扩大应用时期、中药炮制振兴发展时期。

1. 春秋战国至宋代——中药炮制技术的起始与形成时期

汉代以前，个别药物的简单炮制在中医药文献中已有零散的记载。湖南长沙马王堆三号汉墓中出土的帛书《五十二病方》大约成书于春秋战国时期，是迄今为止我国发现的最早记载中药炮制方法的医方书，共修复整理出医方 283 个，其中含中药 247 种，书中对中药炮制有较详细的记载，包括修治、切制、水制、火制、水火共制等多个方面，不仅有炮、炙、燔、煅、细切、熬、渍等炮制术语，并有对操作过程及炮制目的简单记述，如"取商牢（陆）渍醯中""止出血者燔发"。中医四大经典之一的《黄帝内经》在《灵枢·雅客》篇中有"治半夏"的记载，可见当时已注意到有毒物质的炮制，书中的"五味所入，酸入肝、辛入肺、苦入心、咸入肾、甘入脾"理论就是后世炮制理论学说的本源。

汉代，中药炮制技术有了很大的进步和发展，开始向药性处理方面发展，炮制理论也引起了人们的注意，初步确立了中药炮制的目的和原则，并出现了大量的炮制方法和炮制品，但炮制方法比较简单。现存的第一部药学专著《神农本草经》的序录中，阐述了炮制有毒药物的机制，并注意到生品与熟品间的差异，书中 365 种中药中有 13 种记载了炮制技术，一些方法至今仍在使用。张仲景在《金匮玉函经》中提出，药物"有须烧炼炮炙，生熟有定"，开创了药物生熟异用学说的先导；在《伤寒杂病论》中，有些药物在不同的方剂中分别采用了不同的炮制方法，也充分体现了依法炮制与辨证施治的关系。

西晋、南北朝时期，医家对中药的性能、炮制又有了许多新的认识，从单一的用酒或醋作为辅料发展到采用多种辅料炮制，使得炮制品种有所增加，炮制工艺也变得复杂，出现了第一部中药炮制专著——《雷公炮炙论》。晋代葛洪所著的《肘后备急方》中记载了 80 余种药物的炮制方法，首次提出了采用干馏法制备竹沥，用大豆汁、甘草、生姜等解乌头、芫花、半夏之毒等。梁代陶弘景在《本草经集注》中首次提出了"炮制通则"，较为系统地归纳并总结了炮制的相关内容。南北朝时期的《雷公炮炙论》一书中较详细地阐述了药物的炮制方法，增加了切制品种数量，改进了粉碎加工技术，并广泛应用辅料炮制药物，如净制有"拣、去甲土、去粗皮……洗"，切制有"切、锉、擘、水飞"等，干燥方法有"阴干、晒干、焙干"等，加热炮制有"煮、煎、熬、炼、炒、炙、焙、炮、煅"和"酒浸、苦酒浸……药汁制"，其中许多炮制方法具有一定的科学性，对后世中药炮制的传承和发展有较大的影响。

唐代，炮制方法日臻完善，孙思邈在《备急千金要方》中提出："诸经方用药所有熬炼节度，皆脚注之，今方则不然，与此篇具条之，更不烦方下别注也。"具有以法统药的雏形。《新修本草》(《唐本草》)把炮制内容列为法定内容，增加了钟乳石水飞制细粉、反复蒸曝制熟地黄等多种炮制方法，并明确提出"辅料用酒，唯米酒入药"，对保证中药饮片质量和统一饮片规格起到了很大的促进作用。

宋代，政府对药学事业非常重视，不仅建立了世界上第一所药局，还组织翰林医官重修本草，对宋以前的医药著作进行整理、校注、增辑，使药物炮制方法有很大改进，炮制目的从降低毒性、副作用向增强或改变疗效方面转变，很多炮制方法一直沿用至今。医官王怀隐所著方书《太平圣惠方》，不仅记载了大量炮制内容，还始载乳制法。唐慎微所著的《经史证类备急本草》，几乎囊括了宋以前主要本草著作的精华和丰富的炮制内容，载药 1558 种，并在每种药物之后附有炮制方法，为后世制药行业提供了宝贵的炮制资料。陈师文等受诏编撰的《太平惠民和剂局方》是第一部国家成药规范，该书强调"凡有修合，依法炮制……"并特设专章"论炮炙三品药石类例"，收录了 185 种中药的炮制方法和要求，成为国家法定制药技术标准的组成部分，保证了药品质量。现代药物应用与该书所列配制成药时的炮制方法有诸多相似之处。

从春秋战国时期至宋代是中药炮制技术的形成时期。中药炮制的发展取得了三个方面的成就：一是从最早的对个别药物的简单处理，发展形成了较系统的炮制通则；二是中药炮制技术工艺方法和炮制品种初具规模；三是在文献中出现了论述炮制的专门章节和炮制专著，炮制理论在文献中出现了专门论述，为后世炮制理论的形成奠定了基础。

2. 金元至明代——中药炮制理论形成时期

金元时期，名医辈出，各有专长，他们常结合临床实际来阐述炮制理论，使得炮制理论不断得以发展和提高。元代王好古在《汤液本草》中对酒制药物理论进行了论述："黄芩、黄连、黄柏、知母，病在头面及手梢皮肤者，须用酒炒之、借酒力以上腾也。咽之下，脐之上，须酒洗之。在下生用。"葛可久在《十药神书》中首次提出"大抵血热则行，血冷则凝……见黑则止"的炭药止血理论，根据这一理论，创制了专治肺痨呕血、吐血、咯血的十灰散。

明代，中药炮制在传统工艺技术方面有较大的进步，在炮制理论上也有显著的建树。徐彦纯在《本草发挥》中提出了童便制和盐制的炮制作用。陈嘉谟在《本草蒙筌》的"制造资水火"中写道："凡药制造，贵在适中，不及则功效难求，太过则气味反失。火制四：有煅、有炮、有炙、有炒之不同；水制三：或渍、或泡、或洗之弗等；水火共制造者：若蒸、若煮而有二焉，余外制虽多端，总不离此两者……酒制升提，姜制发散。入盐走肾脏，仍使软坚；用醋注肝经，且资住痛。童便制，除劣性降下；米泔制，去燥性和中；乳制滋润回枯，助生阴血；蜜制甘缓难化，增益元阳；陈壁土制，窃真气骤补中焦；麦麸皮制，抑醋性勿伤上膈……有剜去瓤免胀，有抽去心除烦。"总结了水制、火制、水火共制三类中药炮制法，并第一次系统概括了辅料在中药炮制中的作用。明代的医药学家李时珍在《本草纲目》中将药物的炮制方法专列一项，称为"修治"，所收载的1892种药物中，有330味列有"修治"专目，记载的炮制方法有近20类70法，其中载有李时珍本人炮制经验或见解的有144条，有50多种炮制方法至今仍被沿用，极大地发展了前人的炮制技能和理论。缪希雍编撰的《炮炙大法》是继《雷公炮炙论》后的第二部炮制专著，收载了439种药物的炮制方法，简要叙述了各种药物的出处、采药时间、优劣鉴别、炮制辅料、操作工艺、饮片储藏，并将前人的炮制方法归纳为17种，即"雷公炮炙十七法"。

金元至明代是中药炮制理论的形成时期，炮制技术有了较大的进步，众医家系统归纳和总结了以前的有关中药炮制通则、炮制作用等内容，逐步形成了较为系统的炮制理论。

3. 清代——中药炮制品种和技术的扩大应用时期

清代，本草著作有近400种之多，民间医药得到进一步发掘和整理，在明代炮制理论和方法的基础上，增加了炮制品种及炮制方法，出现了繁杂炮制工艺，炮制理论也有所增加。

张仲岩所著的《修事指南》为第三部炮制专著，收录药物232种，较为系统地叙述了各种炮制方法，提出"炮制不明，药性不确，则汤方无准而病症无验也"，在炮制理论上也有所拓展，提出"吴茱萸汁制抑苦寒而扶胃气，猪胆汁制泻胆火而达木郁，牛胆汁制去燥烈而清润，秋石制抑阳而养阴，枸杞汤制抑阴而养阳"等，丰富了中药炮制的理论。赵学敏的《本草纲目拾遗》和唐容川的《血证论》既记载了当时很多炮制方法，也记载了相当数量的炭药，并在张仲景"烧灰存性"的基础上明确提出了"炒炭存性"的要求，炭药的炮制和应用在清代有相当大的发展，具有显著特色。徐大椿在《医学源流论·制药论》中将传统的炮制原则归纳为"或以相反为制，或以相资为制，或以相恶为制，或以相畏为制，或以相喜为制"，具体操作方法是"或制其形，或制其性，或制其味，或制其质"，对中药炮制具有指导意义。

清代在明代中药炮制理论的基础上，对某些炮制作用有所发挥，炮制品种也有所增多，是炮制品和技术的扩大应用时期。

4. 中华人民共和国成立至今——中药炮制振兴发展时期

20世纪初，由于当时的政府提出了"废止旧医（即中医）以扫除医事卫生之障碍案"，严重阻碍了中医药事业的发展，中药炮制也难以进步。中华人民共和国成立后，党和政府非常重视中药炮制的发展，将现代科学技术应用于中药炮制的各个领域，使其从一门传统的炮制技术发展为一门学科。

（1）文献整理与继承方面：《中华人民共和国药典》（简称《中国药典》）从1963年版起，正式把中药炮制作为法定内容予以收载，并在附录中收载了中药炮制通则；1963年经中医研究院（现中国中医科学院）中药研究所整理汇编了《中药炮制经验集成》，共收载501味中药的炮制方法；王孝涛等编撰了《历代中药炮制法汇典》等炮制专著；各省、自治区、直辖市也相应制定了具有地域特色的中药炮制规范。

（2）法律与质量标准方面：《中华人民共和国药品管理法》规定中药饮片属于药品，明确了中药饮片的法定地位。《中国药典》自2005年版开始单列了中药饮片的国家药品标准，明确了中药饮片作为处方药品的法定特性，在安全性、有效性方面全面提升了中药的质量标准。卫生部于1988年制定了《全国中药炮制规范》，国家中医药管理局于1994年制定了《中药饮片质量通则》。

（3）人才培养方面：一是沿袭"师徒相承"的带徒形式，使炮制技术和实践经验得以承传；二是举办了炮制培训班，提高在职中药炮制技术人员的业务素质和技术水平；三是在全国各中医药院校的中药专业开设中药炮制专业课程，出版中、高等中医药院校统编和规划教材，培养了大量不同层次的中药饮片研究、生产、使用等方面专业人才。

（4）炮制研究方面：建立了科研机构，形成了中高级科技人员组成的科研队伍。自国家"七五"计划以来，中药炮制研究均被列为国家重点科技项目，从饮片炮制工艺规范化、质量标准、共性技术、生产设备以及炮制原理等方面设项研究，至今已对200多种常用中药进行了较深入的实验和生产研究，对一些药物的炮制机制有了深入认识，改进了炮制工艺，制定了科学而合理的质量标准，取得了显著的成果。《中药现代化发展纲要（2006—2020年）》把"开展中药饮片传统炮制经验继承研究""建立中药材、中药饮片、提取物及制剂的质量标准""开展炮制工艺与设备现代化研究"作为优先研究领域。

（5）规范化生产方面：随着中医药事业的快速发展，中药饮片工业化生产势在必行，1955年以来，全国各地陆续建立了不同规模的饮片加工厂，中药饮片的生产向大生产、机械化、自动化方面发展。特别是国家食品药品监督管理局（现国家药品监督管理局）规定，自2008年1月1日起，所有中药饮片生产企业必须在符合《药品生产质量管理规范》（GMP）条件下生产，以及实行中药饮片"批准文号"管理，对统一和规范炮制方法及炮制品质量起到了保障作用。

总之，自中华人民共和国成立至今，在继承传统经验的基础上，运用现代科学技术研究炮制原理，改进炮制工艺设备，制定出了合理和科学的质量标准，使中药炮制的理论和技术更趋完善。

三、中药炮制的相关法律

随着社会的发展、科技的进步和大众健康理念的提升，中药质量问题引起了政府和广大人民的高度关注，国家对中药监督管理的法律法规不断进行完善，使得中药质量标准更加科学，为保证中药质量提供了有力支撑和科学依据。

《中华人民共和国药品管理法》自1985年7月1日起施行，现行版本为修订后的2019年12月1日起施行的《中华人民共和国药品管理法》，是药品研制、生产、经营、使用、检验的基本法律，其中的第四章第四十四条规定："中药饮片必须按照国家药品标准炮制；国家药品标准没有规定的，必须按照省、自治区、直辖市人民政府药品监督管理部门制定的炮制规范炮制。省、自治区、直辖市人民政府药品监督管理部门制定的炮制规范应当报国务院药品监督管理部门备案。"

《中华人民共和国中医药法》自2017年7月1日起施行，其中的第二十七条载："国家保护中药饮片传统炮制技术和工艺，支持应用传统工艺炮制中药饮片，鼓励运用现代科学技术开展中药饮片炮制技术研究。"

四、中药炮制的质量标准

中药饮片的质量标准包括国家药品标准和地方药品标准。凡是国家药品标准收载的品种，必须执行国家药品标准的有关规定，国家标准没有收载的品种，按相关规定执行地方标准。

《中国药典》自1963年版开始，均在一部中收载中药，正文项下有"饮片"和"炮制"项，并规定了饮片生产工艺流程、成品性状、用法、用量等，某些药物还规定了炮制品的含量指标；附录中设有"中药炮制通则"专篇，规定了各种炮制方法的含义、具有共性的操作方法及质量标准。2005年版《中国药典》，首次单列中药饮片的国家标准。2010年版《中国药典》在"凡例"中对中药饮片做出了新的定位，突出了中药饮片作为处方药品的法定特性，将中药饮片纳入处方药监管范畴，中药炮制技术和方法以及相关的炮制品需遵循国家的法定标准。2015年版《中国药典》完善了"药材和饮片检定通则""炮制通则"，增加了中药材及饮片中二氧化硫残留量限度标准，建立和完善了重金属及有害元素、黄曲霉毒素、农药残留量等物质的检测限度标准。

《全国中药炮制规范》是1988年由卫生部颁布的，也称"部颁标准"，一直沿用至今。该规范精选了各省（市）、自治区近代使用的炮制工艺以及相适应的质量标准，力求做到统一每一炮制品的炮制工艺；附录中收录了"中药炮制通则"及"全国中药炮制法概况表"，共收载了554种常用中药饮片。

《中药饮片质量通则》是国家中医药管理局于1994年颁布的，分为两部分：一是《中药饮片生产过程质量标准通则（试行）》，对每道加工工序（包括挑选整理、水处理、切制、粉碎、干燥、炮制）制定了质量标准；二是《中药饮片质量标准通则（试行）》，对中药饮片的性状、片型、水分、药屑杂质、包装等制定了质量标准，属于国家药品质量标准。

由于中药饮片品种多、规格多，各地用药习惯与炮制方法的差异，因此有些炮制工艺还不能做到全国统一。对国家标准没有收载的品种，各省、自治区、直辖市都制定了适合当地的质量标准，即各省、直辖市、自治区的《中药炮制规范》。地方标准需报国务院药品监督管理部门备案后，才能作为当地法定的强制性标准。

（姚进龙）

第二十八章
中药炮制的目的及其对药物的影响

一、中药炮制的目的

中药来源于自然界的植物、动物和矿物，品种繁多，性质各异。它们有的质地坚硬、粗大，影响成分溶出和调剂；有的含有杂质、非药用部位，影响调配剂量的准确性；有的含有毒性成分，影响临床用药的安全性等。因此，中药材必须通过炮制后才能入药。中药炮制的目的归纳起来主要有以下 9 个方面。

1. 纯净药材，确保质量

中药材在采收、加工、运输、储藏等过程中常会混有杂质、残留的非药用部位，或出现虫蛀、发霉、泛油等现象，需要通过挑拣、筛选、清洗等加工处理，使其达到规定的净度，以保证用药剂量的准确性和方便储存。

2. 便于调剂和制剂

将个体较粗大的植物类药材切制成一定规格的饮片，不但便于称量，同时可增加药材与溶剂之间的接触面积，利于有效成分的煎出，便于制剂。一些矿物甲壳类药物，如石决明、自然铜等，经烧、醋淬等炮制处理，使之酥脆，同样也是为了使有效成分更易于煎出。

3. 降低或消除药物的毒性或副作用

有的药物虽有较好的疗效，但因毒性或副作用太大，临床应用不安全，需炮制后使用。故此，历代医家非常重视有毒药物的炮制，去毒常用的炮制方法有净制去毒、水制去毒、加热去毒、辅料去毒等。

毒性中药炮制时要根据其所含的毒性成分及其性质选用恰当的炮制方法，使药材在降低毒性的同时确保临床疗效。例如，马钱子砂炒或油炸后，可破坏部分生物碱，使毒性成分含量减少；川乌、草乌经蒸煮炮制后，可使毒性成分发生改变；半夏、天南星用白矾、生姜炮制，可利用辅料的解毒作用，消除或降低其本身的毒性。炮制还可以消除或降低药物的副作用，如柏子仁去油制霜后减少了滑肠致泻的副作用，槟榔炒黄后能减少恶心、腹泻、腹痛的副作用。

总之，炮制有毒药物时一定要注意去毒与存效并重，绝不可偏废，否则可能造成毒去效失，甚至效失毒存的结果，达不到炮制的目的。

4. 改变或缓和药物的性能

性味偏盛的药物在临床应用时往往会带来副作用，如太寒伤阳、太热伤阴、过苦伤胃耗液、过甘生湿助满、过辛损津耗气、过咸助痰湿等，可通过炮制来改变或缓和药物偏盛的性味，以适应不同病情和患者体质的需要。例如，麻黄生品辛温发散，发汗力强，蜜炙后，辛散作用缓和，发汗作用减弱，止咳平喘作用增强；生地黄味甘、苦，性寒，能清热凉血，酒蒸后的熟地黄则味甘，性微温，具滋阴补血的功能。

5. 增强药物疗效

增强疗效是中药炮制的主要目的之一。一方面，通过炮制，可改变药物质地，使其质地酥脆，易于粉碎，亦利于有效成分的煎出而提高疗效，如种子类药物的炒黄；另一方面，借助辅料的协同作用，增强疗效，如蜜炙款冬花、紫菀等，由于蜂蜜的协同作用，可增强药物润肺止咳的作用。

6. 改变或增强药物的作用趋向和部位

李时珍在《本草纲目》中载："升者引之以咸寒，则沉而直达下焦；沉者引之以酒，则浮而上至巅顶。"例如，生黄柏作用于下焦，有清热燥湿的作用，酒炙后，能借助酒的升腾作用，引药上行，清上焦头面之火。

陈嘉谟在其所著的《本草蒙筌》"制造资水火"中指出："……入盐

走肾脏，仍仗软坚，用醋注肝经且资住痛……"例如，知母归肺、胃、肾经，具有清肺、凉胃、泻相火的作用，盐炙后可增强滋阴降火的作用，主入肾经。前人从实践中总结出盐制入肾、醋制入肝、蜜制入脾等一些规律性的认识，具有一定的科学性。

7. 有利于储存及保存药效

药物在加工炮制过程中都会经过干燥处理，使药物含水量降低，避免霉烂变质，有利于储存。某些昆虫类、动物类药物经过加热处理，如蒸、炒等，能杀死虫卵，防止孵化，便于储存，如桑螵蛸等。植物种子类药物经过加热处理，如蒸、炒、煱等，能终止种子发芽，便于储存而不变质，如苏子、莱菔子等。某些含苷类药物经加热处理，可破坏酶的活性，避免有效成分被酶解损失，以利于久贮，如黄芩、杏仁等。

8. 矫臭矫味，便于服用

动物类或其他有特异腥臭味的药物一般为患者所厌恶，难以口服或服后出现恶心、呕吐、心烦等不良反应。为了利于患者服用，常将此类药物采用漂洗、酒制、醋制、蜜制、麸炒等方法处理，能起到矫臭矫味的效果，如酒制乌梢蛇、紫河车，麸炒僵蚕、椿根皮，醋制乳香、没药等。

9. 制造新药，扩大用药品种

炮制可制造新药，扩大用药品种。例如，将头发扣锅煅后，制成血余炭，具有止血散瘀的作用。一些药物又可通过不同的炮制方法产生多种功效，具有多种用途，如黑豆有滋补肝肾、养血祛风、解毒的功效，干馏后制成的黑豆馏油具有止痒、收敛作用，发酵后制成的淡豆豉具有解表、除烦功效，发芽法制成的大豆黄卷则有清热利湿、发汗解表的功效。

总之，中药炮制目的是多方面的，往往一种中药可以有多种炮制方法，一种炮制方法兼有几方面的目的，这些既有主次之分，又彼此密切联系。

二、中药炮制的原则

运用中药七情合和的配伍理论，选择炮制方法和辅料，依据"寒者热之，热者寒之，虚者补之，实则泻之"，清代徐灵胎将传统的制药原则归纳为相反为制、相资为制、相畏为制、相恶为制；其具体方法为制其形、制其性、制其味、制其质。

（一）传统制药原则

1. 相反为制

相反为制指用药性相对立的辅料（包括药物）来制约中药的偏性或改变药性。例如，用咸寒润燥的盐水炮制益智仁，可缓和其温燥之性；用辛热升提的酒来炮制苦寒沉降的大黄，可使其药性转降为升；用辛热的吴茱萸炮制黄连，可制其大寒之性。

2. 相资为制

相资为制指用药性相似的辅料或某种炮制方法来增强药效。资，有资助的意思。例如，蜜炙百合可增强其润肺止咳的功效；蜜炙甘草可增强其补中益气的作用；知母、黄柏本为苦寒之品，可清热泻火，同时有一定的清虚热之效，用咸寒的盐水炮制后，可引药入肾，增强药物滋阴降火的作用；仙茅、阳起石本为辛热壮阳之品，用辛热之酒炮制，可增强其温肾助阳的作用，其疗效已被临床实践所证实。

3. 相畏（或相杀）为制

相畏（或相杀）为制指利用某种辅料以制约某种药物的毒副作用。例如，用生姜炮制半夏、天南星，可使它们的毒性降低，这些已被临床实践及现代药效学所证实。

4. 相恶为制

相恶为制是中药配伍中"相恶"内容在炮制中的延伸应用，即炮制时利用某种辅料或某种方法来减弱药物的烈性，以免损伤正气。例如，用米泔水制苍术，可缓和苍术的燥性；麸炒枳实，可缓和其破气作用；煨木香无走散之性，能实大肠、止泻痢。此外，药物的辛香温燥之性有时可能是治疗的需要，但有时也可能会为药物带来不良反应或副作用，可利用某种辅料炮制来抑制药物的副作用，如苍术过量的挥发油对生物体是有害的，用麸炒后可抑其不良反应。

（二）传统制药方法

1. 制其形

制其形指改变药物的外观形态和分开药用部位。形，指形状、部位。中药因形态各异、体积较大，不利于配方和煎熬，故在配方前都要加工成饮片，煎熬时才能达到"药力共出"的要求。例如，白芍切薄片后，由圆柱形变成薄片形；茯苓个大体实，切片后亦改变了外形；矿石类、贝壳类质地坚硬，常常通过碾、捣或切片等方法来达到处理的目的。

2. 制其性

制其性指通过炮制改变药物的性能。通过炮制，可抑制药物的过偏之性，免伤正气；或改变药物寒、热、温、凉以及升、降、浮、沉的性质，以满足临床灵活用药的要求。例如，生大黄酒炙，生甘草制成炙甘草，生地黄制成熟地黄，莱菔子炒黄，苍术麸炒，栀子炒焦等。

3. 制其味

制其味指通过炮制以调整中药的五味偏盛或偏衰，以及矫正劣味。根据临床用药要求，用不同的方法炮制，特别是用辅料炮制，能改变中药固有的味，使某些味得以增强或减弱，达到"制其太过，扶其不足"之目的。例如，黄连味苦伤胃，酒或姜制可缓之；乌梅、山楂有过酸损齿伤筋之虑，炒焦可缓之；麻黄辛味太甚，恐发散太过，蜜制可缓之。

4. 制其质

制其质指通过炮制可改变药物的性质或质地，或制其毒性。例如，龟甲、鳖甲砂炒至酥脆，矿物药煅或淬，川乌、草乌加水煮等，有利于煎出有效成分，或易于粉碎，或可降低毒性；煨或制霜，既要求保留药材的原有性质，又要能够纠偏；加入它药共制，或发酵，或复制等，都是在无损或少损固有药效的前提下，增加新的作用，扩大治疗范围或抑制其偏性，更好地适应临床用药的需要。

三、中药炮制的分类

中药炮制的分类既要体现对传统炮制方法的继承性，又要有利于现代科学方法的归纳和研究。因此，分类不仅要能够体现炮制内容的系统性、完整性和科学性，还要便于学习、掌握中药炮制的内容，有助于教学和指导生产。

1. 雷公炮炙十七法

明代缪希雍在《炮炙大法》卷首，把当时的炮制方法进行了归纳总结，"按雷公炮炙法有十七：曰炮、曰爁、曰煿、曰炙、曰煨、曰炒、曰煅、曰炼、曰制、曰度、曰飞、曰伏、曰镑、曰搬、曰晒、曰曝、曰露是也，用者宜如法，各尽其宜"。这就是后世所说的"雷公炮炙十七法"。

（1）炮：古代，炮是指将药物埋在灰火中炮到焦黑的一种火制方法。现代，炮属炒法，即用武火将药物炒至微黑，如炮姜；或以高温砂炒至发泡鼓起，如炮甲珠等。

（2）爁：指焚烧、烘烤药物，如《太平惠民和剂局方》云："骨碎补，爁去毛。"

（3）煿：指以火烧药物至干燥爆裂（有爆裂的响声）。

（4）炙：不同时代，其含义不同。一是指将药物置于近火处烤黄，如《五十二病方》中的"炙蚕卵"及"炙梓叶"；二是"炙"同"炒"，如张仲景用的炙阿胶即为炒阿胶；三是"炙"与"炒"无区别，如《太平惠民和剂局方》中"炒香"与"炙香"区别不明显。现代已基本统一，"炙"是指药物与定量液体辅料用文火拌炒至干。

（5）煨：是将药物埋在尚有余烬的灰火中缓慢令熟的意思，现代发展为采用湿面或湿纸包裹药物，放入加热的滑石粉中缓慢加热令熟。

（6）炒：汉代以前炒法少见，多为熬法，只是所用的工具有所不同，但均是置药物于火上，使之达到适中的程度。南北朝时期采用各种辅料炒制药物，宋代记述的炒法更多。现代炒法一般包括清炒法、加辅料炒法，已成为炮制操作中的主要方法之一。

（7）煅：是将药物在火上煅烧的方法。历史上的烧、炼均为煅，如云母、矾石的"烧"，张仲景的"炼"钟乳石。该法多用于矿物类及贝壳类药物的炮制，现代可分为明煅法、煅淬法、焖煅法。

（8）炼：将药物长时间用文火慢慢加热，有的还需要搅拌到一定程度。其含义比较广泛，如炼丹、炼蜜等。

（9）制：即制约之意，是将药物加入辅料，以制其偏性。通过加入不同辅料，采用不同炮制方法，改变药物某些固有的性能，如姜制厚朴、酒制大黄、黑豆汁制何首乌等。

（10）度：指度量药物的大小、长短、厚薄。《五十二病方》中某些药物是以长度来计量的，如黄芩长三寸。随着历史的发展，后来逐步改用重量来计量。度，也有程度、限度之意，如蜜炙药物至不黏手为度。

（11）飞：指"研飞"或"水飞"。研飞是指干磨至细粉；水飞为用水研磨，再利用药物粗细粉末在水中悬浮性不同的性质，制备极细粉的方法，如水飞朱砂等。"飞丹炼石"的"飞"，则是指炼丹过程中的升华过程，如炼制升丹。

（12）伏：指药物埋伏久制之意，一般指的是"伏火"，即药物按一定程序于火中处理，经过一定的时间，在相应温度下达到一定的要求，如伏龙肝，系指灶下黄土经长时间炉火烧烤而成，其中氧化物较多，呈弱碱性，与一般黄土不同。另外，伏也指药材加工处理的时间要求，如自然铜先"甘草汤煮一伏时"，后"用火煅两伏时"。

（13）镑：是利用一种多刃的刀具（镑刀）将坚韧的药物刮削成极薄片，以利于调剂和制剂，如镑檀香、羚羊角等，现代多用其他刀具代替。

（14）搥：即打击药物，使之破碎之意。

（15）㬠：即晒，指将药物在日光下晒干。

（16）曝：指将药物在强烈的阳光下晒至干燥。

（17）露：指药物不加遮盖地于日间晒、夜间露，即所谓"日晒夜露"，如露乌贼骨、露胆南星；也有将药物悬挂在阴凉通风处，析出晶体的露制方法，如露西瓜霜。

由于雷公炮炙十七法难以准确表达炮制的内涵，随着中药炮制的发展，现代的炮制方法也已远远超出了十七法的范畴。目前，雷公炮炙十七法对中药炮制生产及教学已没有太大的影响。

2. 三类分类法

明代陈嘉谟所著的《本草蒙筌》提出了三类分类法，即"火制四：有煅、有炮、有炙、有炒之不同；水制三：或渍，或泡，或洗之弗等；水火共制造者：若蒸、若煮而有二焉，余外制虽多端，总不离此二者"，以火制、水制、水火共制三类炮制方法为纲，涵盖了中药炮制的主要内容，是中药炮制分类的一大进步。

《中国药典》在四部中附录收载的"炮制通则"的三类分类法依据的是中药炮制的工艺，分为净制、切制、炮制三大类。其中，净制包括挑拣、风选、水选、筛选、剪、切等内容；切制项中除鲜切和干切外，药材需经喷淋、抢水洗、浸泡、润或漂等软化处理后切制成片段、块、丝等形状，不宜切制的药材，可捣碎后用；炮制包括炒、烫、煅、制炭、蒸、煮等17项内容。三类分类法适用于法规和通则。

3. 五类分类法

因火制、水制、水火共制不能包括中药炮制的全部内容，故针对三类分类法的不足，提出了五类分类法，即修治、水制、火制、水火共制和其他制法。该分类法能比较系统、全面地反映药物加工炮制工艺，并可较好地指导生产实践。

4. 药用部位来源分类法

宋代《证类本草》及《太平惠民和剂局方》均按药物来源属性的金、石、草、木、果、禽、兽等分类，但仍局限于本草学的范畴。现今，《全国中药炮制规范》及各省市的炮制规范大多以药用部位来源进行分类，如分为根及根茎类、果实类、种子类、全草类等，在各种药物项下再分述炮制方法。此种分类方法的优点是便于具体药物的查阅，适用于炮制规范及参考书之类，但体现不出炮制工艺的系统性。

5. 工艺与辅料相结合分类法

工艺与辅料相结合分类法是在三类、五类分类法的基础上发展起来的。它既继承了净制、切制的基本内容，又对庞杂的炮制项目及其内容进行了概括总结，分为"以辅料为纲，以工艺为目"和"以工艺为纲，以辅料为目"两种分类方法，前者突出辅料对药物所起的作用，如分为醋制法、酒制法、蜜制法、盐制法等，在醋制法中再分为醋炙、醋蒸、醋煮等，在描述工艺操作上有一定的重复。后者突出了炮制工艺，如分为炒、炙、煅、蒸、煮等，在炙法中再根据辅料不同分为酒炙法、醋炙法、姜炙法、蜜炙法、盐炙法等，能较好地体现中药炮制工艺的系统性、条理性，吸收了工艺的长处，采纳了辅料分类的优点，既体现了整个炮制工艺程序，又便于叙述辅料对药物所起的作用，是中药炮制中共性和个性的融合，一般多为教材所采用。

中药炮制辅料是指炮制过程中使用的辅助药物达到炮制目的的附加物料。炮制辅料具有协同、拮抗或调整主药某方面的作用，从而起到增强疗效、降低毒性、减轻副作用、影响主药的理化性质的作用，或可起到中间传热体的作用。目前常用的辅料种类较多，可分固体辅料和液体辅料两大类。

四、中药炮制对药物的影响

中药经过炮制后，能使其所含成分发生不同程度的变化，有的可能是量变，有的可能是质变。中药炮制前后成分的改变会导致性能及疗效的变化。因此，了解炮制对中药化学成分的影响，对探讨中药炮制原理、规范炮制工艺、制定饮片质量标准具有重要的意义。

（一）炮制对药性的影响

我国人民在长期与疾病作斗争的过程中积累了极为丰富的炮制经验，形成了完整的理论体系。这些理论阐明了炮制所产生的作用，主要是对药物性味及功能的影响。

1. 炮制对四气、五味的影响

四气、五味是根据药物作用于机体所产生的反应以及通过味觉器官的辨别而做出的归纳。每一种药物都存在着气和味，这种气味又各自具有一定的作用，从而形成了药物的功能。由于炮制对药物的气味是有影响的，因此对药物的功能也是有影响的。某些药物的性味、功能可以因为加热而改变，如生地黄味甘性寒，经过蒸制，消除了寒性，变成了甘温补血的药物；生川乌性温有毒，口尝有麻辣味，经过煮制，消除了麻辣味，减低了毒性。某些药物由于与辅料的性能具有协同作用，从而可使疗效增强，如醋味酸能收，用醋蒸五味子，可增强五味子的收敛作用。某些药物由于与辅料具有拮抗作用，从而可缓和偏性或改变性能，如蜂蜜味甘性缓，麻黄用蜜炙后，可缓和麻黄的辛温发汗作用；胆汁味苦性寒，天南星经胆汁制后，不仅消除了毒性，还将天南星苦辛温燥的性味变为苦凉，在原有的功效上增加了清热的作用。

2. 炮制对升降浮沉的影响

升降浮沉是药物作用于机体的趋向。药物由于气味、质地、药用部位的不同，作用于机体的趋向亦随之而异。李时珍说："升降在物，亦在人也。"药物经炮制后，由于性味的变化，可以改变其作用趋向，尤其对具有双向性能的药物更明显。在炮制过程中，由于辅料性味的作用，导致药物改变或增强原来的趋向。例如，黄柏原系下焦药，经过甘辛大热且具有升提作用的酒炒制，便产生了清降头部虚火的作用；黄芩能走上焦，用酒炒制，增强了上行清热的作用；川楝子能走下焦，用盐炒制，增强了下行治疝的作用。

3. 炮制对药物归经的影响

归经指药物作用于机体的一定范围。不同的药物有各自的作用范围。由于"五味入胃，各归所喜"，不同的辅料对脏腑、经络也具有一定的选择作用，因此某些药物用归经相同的辅料进行炮制，可以增强药物在一定的脏腑、经络方面的疗效。例如，甘草用蜜炙，可以增强补脾作用；补骨脂用盐水炒，可以增强补肾作用；莪术用醋煮，可以增强入肝经消积的作用。

以上内容是根据四气五味、升降浮沉以及归经等中医理论进行论述的，这些理论一直在起指导实践的作用，但由于历史条件的限制，其中还存在不少的缺陷，这就要求我们不断应用现代科技手段对炮制作用进行研究，使之不断提高。

（二）炮制对中药化学成分的影响

药物的成分是药物发挥临床作用的基础。中药材所含的化学成分非常复杂，经过炮制后，由于加热、水浸以及酒、醋、药汁等辅料处理，无疑使中药的化学成分发生了一系列的变化，因此研究中药在炮制过程中的化学成分变化情况对于了解中药炮制的目的、探讨中药炮制原理、制定中药炮制规范和中药饮片的质量标准具有重要意义。

1. 炮制对含生物碱类药物的影响

生物碱是一类存在于生物体内含氮的有机化合物，大多数生物碱有较复杂的环状结构。游离生物碱一般不溶或难溶于水，而溶于乙醇、氯仿等有机溶剂。生物碱盐一般能溶于水以及乙醇等极性有机溶剂，而难溶于非极性有机溶剂。生物碱大多有明显的生物活性，不同的炮制工艺会对生物碱成分产生不同的影响。

(1)净制：可提高药物的纯净度及有效成分的含量。例如，黄柏中的小檗碱存在于韧皮部，除去残存的外部粗皮和内部的木质部，能提高药用效果。

(2)水制：季铵类生物碱(如小檗碱)和少数其他生物碱的同分异构体可溶于水。因此，黄连、黄柏、槟榔、苦参、山豆根、麻黄等药材在软化时，应尽量减少与水接触的时间，采取少泡多润的原则，以减少生物碱随水流失，保证临床疗效。

(3)辅料的影响：酒中含有乙醇，是一种良好的有机溶剂，游离生物碱及其盐类都易溶于酒中。所以，黄连等含生物碱成分的药物经酒制后，能提高生物碱的溶出率，从而提高药物疗效。醋能与药物所含的游离生物碱结合成醋酸盐，提高在水中的溶出率。例如，延胡索经醋制后，难溶于水的延胡索乙素、去氢延胡索甲素等游离生物碱与醋酸结合成醋酸盐，在水中的溶解度增加，止痛效果增强。

(4)加热处理：不同的生物碱耐热性有一定差异，加热可以破坏部分生物碱。例如，石榴皮、龙胆草、山豆根等药物所含的生物碱对热不稳定，生用能保存有效成分；乌头中的乌头碱、马钱子中的士的宁等生物碱既是有效成分，又是有毒成分，经煮、蒸、炒等加热后能改变生物碱的结构，从而达到降低毒性的目的。

2. 炮制对含苷类药物的影响

苷类成分是由糖或糖的衍生物与非糖部分(苷元或配基)结合而成的一类化合物。苷在自然界中分布极广，广泛地分布在植物体中，尤其在果实、树皮和根部最多。

（1）加热处理：含苷类成分的药物往往在不同细胞中含有相应的分解酶，在一定温度条件下可被相应的酶所水解，从而使有效成分减少，影响疗效，如槐花、苦杏仁、黄芩等，常用炒、蒸、煮等方法破坏或抑制酶的活性，以保证药物苷类物质免受酶解，保存药效。

（2）酒制可助溶、增效：苷的溶解性能常无明显的规律，一般易溶于水或乙醇，有些苷也易溶于氯仿和乙酸乙酯，但难溶于乙醚和苯。其溶解度还受糖分子数目和苷元上极性基团的影响。若糖分子多，苷元上极性基团多，则在水中的溶解度大，反之，在水中的溶解度就小。酒作为炮制的常用辅料，可提高含苷类药物的溶解度，从而增强疗效。

（3）软化处理：由于苷类成分易溶于水，故中药在炮制过程中用水处理时尽量少泡多润，以免苷类物质溶于水而流失，或因发生水解而减少。常见者如大黄、甘草、秦皮等，均含可溶于水的各种苷，用水处理时要特别注意。

苷类成分在酸性条件下容易水解，不但降低了苷的含量，也增加了成分的复杂性，因此，炮制时除医疗上有专门要求外，一般少用或不用醋处理。在生产过程中，有机酸会被水或醇溶出，使水呈酸性，促进了苷的水解，应加以注意。

3. 炮制对含挥发油类药物的影响

挥发油是指通过水蒸气蒸馏所得到的挥发性油状成分的总称。挥发油通常也是一种具有治疗作用的活性成分，大多数具有芳香性，在常温下可以自行挥发而不留任何油迹，且比水轻，易溶于多种有机溶剂及脂肪油，在70%以上的乙醇中能全溶，在水中的溶解性小而呈油状液体。

由于加热等处理常可使药材中所含的挥发油显著减少（据报道，含挥发油的药材经炮制后，挥发油的含量有如下变化：炒炭减少约80%，炒焦减少约40%，煨或土炒减少约20%，醋制、酒制、盐水制、蜜制、米泔水制及麸炒损失10%～15%），因此对含挥发油及芳香性的药物应根据需要进行妥善的处理和保管。但是，也有些药物炮制的目的就是为了减少其挥发油的副作用，以达到治疗的目的。例如，炒乳香、炒没药就是为了除去部分挥发油，以减少副作用；麻黄的发汗作用主要是挥发油，蜜炙后挥发油会损耗一半左右，致使其发汗力减低，而蜜能润肺止咳，从而增强了止咳平喘的作用；生肉豆蔻的挥发油对肠道有刺激作用，煨肉豆蔻的挥发油减少，对家兔离体肠管的蠕动有显著的抑制作用。从以上的例子我们可以看出，在医疗实践中，有的药物需要挥发油以保存疗效，有的药物则要减少或除去挥发油以消除副作用，故在炮制过程中应根据医疗需要进行不同的加工处理。

4. 炮制对含鞣质类药物的影响

鞣质是一类复杂的多元酚类化合物，具有一定的生物活性，广泛地存在于植物中，在临床上常作为收敛剂，具有收敛止血、止泻、保护黏膜等作用，有时也用作生物碱及重金属中毒的解毒剂。

(1)加热处理：鞣质能耐高温，经高温处理后一般变化不大。例如，大黄含有致泻作用的蒽醌和具有收敛作用的鞣质，经酒蒸、炒炭炮制后，蒽醌的含量明显减少、泻下作用减弱，而收敛作用相对增加，因此炮制时要掌握好火候。

(2)水处理：鞣质含有多数酚羟基，极性较强，易溶于水，尤其易溶于热水，因而以鞣质为主要药用成分的药物在炮制过程中用水处理时要格外注意。例如，地榆、虎杖、侧柏叶、石榴皮等与生物碱盐及重金属蛋白质等沉淀剂结合，可形成沉淀。

(3)不当储藏与使用工具：鞣质为强的还原剂，能被空气中的氧气所氧化，生成鞣红。中药槟榔、白芍等切片时露置于空气中有时会泛红，就是因这些药物所含的鞣质氧化成鞣红所造成的。鞣质在碱性溶液中变色更快，所以在炮制过程中要特别注意。鞣质遇铁能发生化学反应，生成墨绿色的鞣质铁盐沉淀，因而在炮制含鞣质成分的药物时，有用竹刀切、钢刀切、木盆中洗的要求，煎药时要用砂锅，都是为了避免鞣质与铁的反应。

5. 炮制对含有机酸类药物的影响

有机酸广泛存在于植物细胞液中，特别是将要成熟的肉质果实内，通常果实愈接近成熟，其含酸量也逐渐减低。药材中常见的有机酸有甲酸、乙酸、乳酸、苹果酸、酒石酸等。有机酸对人体的营养及生理都有重要作用。

(1)软化处理：有机酸在植物体内有的以游离状态存在，有的则与钾、钠、钙、铍、镁、锶、钡等离子结合成盐类存在。低分子的有机酸大多能溶于水，因此炮制过程中用水处理时宜采用少泡多润的方法，以防止有机酸类成分的损失。

（2）加热炮制：可使有机酸遭到破坏，以适应临床需要，如山楂炒焦后有机酸被破坏一部分，酸性降低，可减少对胃肠道的刺激。

（3）酒制后生香、增效：某些含有机酸类药物经酒制后，因酸与醇反应可生成酯，从而能够生香、增效。有些有机酸能与生物碱生成盐，有利于药效发挥，因而常用甘草水制一些生物碱的药物，可增强疗效；吴茱萸制黄连也属此类作用。

6. 炮制对含油脂类药物的影响

油脂大多存在于植物的种子中，不溶于水，易溶于石油醚、苯、氯仿、丙酮和热乙醇。油脂含量较高的药物通常具有润肠通便或滑肠致泻的功效，有的则作用峻烈，对机体有一定的毒性。油脂类药物在炮制过程中经加热、压榨，能除去部分油脂类成分，可缓和滑肠致泻作用，或降低毒副作用，保证临床用药安全有效。例如，柏子仁去油制霜后能降低或消除滑肠作用；巴豆油既是巴豆的有效成分，又是有毒成分，加热去油制霜后，能减低毒性，缓和泻下作用，以便于内服。

油脂类药物长时间暴露于空气中或在潮湿条件下存放，易发生氧化，产生过氧化物酮酸、醛，并从饮片表面溢出，称为"酸败"或"走油"，不可药用。所以，含油脂成分的药物宜低温冷藏。

7. 炮制对含树脂类药物的影响

树脂通常存在于植物组织的树脂道中，具有防腐、祛痰、消炎、镇静、镇痛、解痉、活血、止血等作用。

（1）辅料影响：树脂一般不溶于水，而溶于乙醇等有机溶剂。炮制含树脂类药物时，可用酒、醋处理，以提高树脂类成分的溶解度，增强疗效。例如，五味子的补益成分为一种树脂类物质，酒蒸后可提高疗效；乳香、没药经醋制后能增强活血止痛的作用。

（2）加热处理：加热炮制可增强某些含树脂类药物的疗效，如藤黄经高温处理后，抑菌作用增强，而乳香、没药等树脂类药物炒制时若温度过高，则可促使树脂变性，从而影响疗效。

8. 炮制对含蛋白质、氨基酸类药物的影响

蛋白质是生物体内最为复杂的物质，所有的酶都是蛋白质。蛋白质水解后能产生多种氨基酸，这些氨基酸都是人体生命活动所不可缺少的生物活性物质。

（1）软化处理：由于蛋白质、氨基酸具有水溶性，因此含蛋白质和氨基酸的药物不宜长期浸泡于水中，以免有效成分流失，影响疗效。

（2）加热处理：加热可使蛋白质凝固变性，大多数氨基酸遇热不稳定。因此，雷丸、天花粉、蜂毒、蛇毒、蜂王浆等富含蛋白质、氨基酸类成分的药物以生用为宜；巴豆、白扁豆等含有毒性蛋白质的中药可通过加热处理，使毒性蛋白变性，以降低或消除毒性；黄芩、苦杏仁等含苷类成分的药物，经蒸、煮后，可破坏与苷共存的酶的活性，避免苷类成分被水解而影响疗效。

蛋白质经加热处理后往往能产生一些新的物质，而取得一定的治疗作用。例如，鸡蛋黄、黑大豆等经过干馏处理，能得到含氮的吡啶类、卟啉类衍生物，从而具有解毒、镇痉、止痒、抑菌、抗过敏等作用。氨基酸还能在少量水分存在的条件下与单糖产生化学反应，如缬氨酸和糖能生成味香可口的褐色类黑素，亮氨酸和糖类能产生强烈的面包香味，所以麦芽、稻芽等炒后可变香且具有健脾消食的作用。

蛋白质能与许多蛋白质沉淀剂，如鞣酸、重金属盐等产生沉淀，因此一般不宜和鞣质类的药物一起加工炮制。酸碱度对蛋白质和氨基酸的稳定性、活性影响很大，加工炮制时也应根据药物性质妥善处理。

9. 炮制对含糖类药物的影响

单糖及低聚糖易溶于水，在热水中溶解度更大；多糖难溶于水，但能被水解成低聚糖、单糖。切制含糖类成分的药物时，可采用趁鲜切制或少泡多润的方法，尤其要避免药物与水共同加热处理。

加热能使药物中的还原糖含量增加。例如，何首乌经黑豆汁蒸制后，其总糖、还原糖的含量增加，补益作用增强；生地黄经清蒸或酒蒸后制成的熟地黄，其还原糖的含量较生地黄高2倍以上。

10. 炮制对含无机化合物类药物的影响

无机化合物类成分广泛存在于矿物和甲壳类药物中，植物药中也

有一些无机盐类，如钾、钙、镁盐等，但多与有机酸结合成盐而存在。在各类药物中，还普遍存在某些微量元素，如铜、铬、锰、铁、锌、碘、氟等，有十分重要的生物活性。

矿物类药物通常采用明煅或煅淬的炮制方法，以改变其物理性状，使之易于粉碎，有利于有效成分溶出，从而增强疗效。例如，自然铜经火煅醋淬后，生成醋酸亚铁，使药物中的铁离子溶出率增加，能促进体内造血系统功能增强；石膏、明矾等含结晶水药材经煅制后可因失去结晶水而改变药效；炉甘石煅后主要成分碳酸锌变为氧化锌，可产生新的治疗作用；雄黄经加热后可生成剧毒性的三氧化二砷，俗称砒霜，古代有"雄黄见火毒如砒"之说，故雄黄多采用水飞法，可降低其毒性，以利于临床使用；锌、铜、硒等微量元素一般对热稳定，炮制破坏了其他有机成分，而使这些微量元素更容易溶出，有利于疗效的发挥。

总之，中药经过加工炮制后，其化学成分会发生不同的变化，其性能、功效亦会随之改变，有些已被人们所认识，但绝大多数还有待于人们去探索。我们要以中医药理论为指导，应用现代科学方法研究炮制对药材化学成分的影响，探讨中药炮制的机制，使传统中药炮制技术不断得以发展。

（姚进龙）

第二十九章
净选加工技术

净选加工技术又称净制技术，是中药材在切制、炮制或调剂、制剂前选取规定的药用部位，除去杂质、非药用部位、霉变品及虫蛀品等，使其达到药用净度标准的方法。净选加工是中药炮制的第一道工序，是影响中药饮片质量的首要环节。净选加工的目的主要包括以下3个方面：①保证药材的净度和临床用药剂量的准确。中药材在采收加工和储运过程中常常混有泥沙，并残留有非药用部位，或出现霉变、虫蛀、泛油等变异现象，影响药材的净度和质量，净制时，通过洗刷、挑拣、筛簸、去毛等处理，去除杂质、变异品和非药用部位，如漂净海藻、海带等药材附着的盐分，去除石韦叶背面的绒毛等。②区分不同的药用部位，保证药材的安全与疗效。来源相同的部分动、植物药材不同的部位作用各异，需要分开入药，如麻黄茎和根、莲子肉与莲子心等。③便于切制和炮制。由于药材的个体大小、粗细长短均有一定差异，因此在饮片切制和炮制前均须将其进行大小、粗细分类，以便在软化时控制湿润程度，在炮制时控制火候，保证饮片的质量。

一、杂质清除技术

杂质是指混入药材中的异物，清除杂质的同时，也常同步去除霉变、虫蛀、泛油等劣质品。清除杂质是为了使药材洁净或便于进一步加工处理。《中国药典》在一部中介绍了挑选、筛选、风选、水选、剪、切、刮、削等净选加工方法。在药材生产中，一般多选用挑选、筛选、风选、水选等方法。

1. 挑选

挑选是清除混在药材中的枯枝、杂草、腐叶以及少量霉变、虫蛀品、泛油品等，使其洁净；或将药物按大小、粗细等进行分档，便于进一步加工处理。挑选时，一般选用挑拣、颠簸、摘除等方法进行操作。挑选适用于药量少且杂质或霉变品、虫蛀品易于除去的药材。

挑拣是将药物放在适宜的容器内或摊放在一定的台面上，用手拣去簸不出、筛不下且不能入药的杂质，如核、柄、梗、壳等，或虫蛀、霉变、走油等变异品，或分离不同的药用部位。在实际操作中，挑拣往往配合筛簸交替进行。

摘除系将根、茎、花、叶类药物放在适宜的容器内，用手或剪刀将不能入药的残基、叶柄、花蒂等去除，使之纯净。例如，将少许旋覆花或辛夷摊放在竹匾内，用手轻轻摘除连在花朵上的细梗，同时拣去夹杂的杂草、残叶。

2. 筛选

筛选是根据药材和杂质的体积大小不同，选用不同规格的药筛（或罗），以筛去药材中的杂质或混在饮片中的辅料（如麸皮、河沙、滑石粉等），使其洁净；或将大小不等的药材用不同孔径的筛子筛选分开，以便分别浸润、漂制或炮制。

筛选用的器具，传统上常使用竹筛、铁丝筛、铜筛、罗等，现在大生产多用筛药机。经筛选后的药材和饮片应大小均匀，且符合《中国药典》及《中药饮片质量标准通则（试行）》规定的药用净度标准。

（1）竹筛：将待筛选药物置于适宜孔径的竹筛内，两手握住筛的外沿，两手之间的距离约为药筛边缘周长的 2/5，两手手腕呈曲轴式运动，药物在筛内呈波浪式跳动和滑动，即可将药物中的杂质除去，或将药物大小分档。

竹筛是用藤皮及竹条编织而成的，形如深盘，直径为 60~65cm，高约 5cm，筛底用宽 3mm 左右的藤皮编织成大小不等的筛孔。竹筛常分为六种型号：

一号筛,又称菊花筛,孔眼内径为 16～20mm,用于筛菊花、桑叶等。

二号筛,又称玄胡筛,孔眼内径为 10mm,用于筛延胡索、浙贝母等。

三号筛,又称大中眼筛,孔眼内径为 7mm,用于筛半夏等。

四号筛,又称小中眼筛,孔眼内径为 5mm,用于筛香附等。

五号筛,又称大紧眼筛,孔眼内径为 3mm,用于筛薏苡仁、牵牛子等。

六号筛,又称小紧眼筛,孔眼内径为 2mm,用于筛牛蒡子等。

其中,一至四号筛主要用于药物的分档,五号、六号筛多用于筛去药物中的杂质。

(2)铁丝筛:将待净制的药物置于铁丝筛中,两手握住筛的外沿,两手手腕呈曲轴式运动或左右晃动,使灰屑及辅料通过筛孔被除去。

铁丝筛多在加辅料炒法中应用,用于筛去炮制后的固体辅料,如麦麸、米、土粉、河沙、蛤粉、滑石粉等。

(3)罗:将适宜孔径的罗放在罗框上,取适量待净制的药物置于罗内,一手握住罗的一边,前后匀速推拉,药材在罗内上下和前后晃动,灰屑即被罗去。罗主要用于罗去药材中的泥土、灰屑或麦麸中的细粉。罗常分为两种型号:

一号罗,孔眼内径为 1mm,用于罗莩苈子、荆芥等。

二号罗,孔眼内径为 0.5mm,用于罗槐花、麦麸等。

(4)振动筛粉机:又称筛箱,系利用偏心轮对连杆所产生的往复振动来带动药筛,从而振动药筛以筛选药粉的箱式装置。振动筛往复振动的幅度比较大,粉末在筛面上滑动,适用于筛选无黏性的植物药或化学药物的粉末。由于其在密闭箱中筛选,因此对有毒性、刺激性以及易风化或潮解的药粉也适宜。

(5)悬挂式偏重筛粉机:系将药筛悬挂在弓形铁架上,铁架上又装有偏重轮,偏重轮转动时的不平衡惯性而使药筛产生簸动,促使药筛上的药粉很快通过筛网孔落入接收器中。此种装置构造简单,效率较高,适用于矿物药、化学药品或无显著黏性的药粉过筛。

(6)电磁簸动筛粉机:依据电磁原理,采用较高频率(高达 200 次/分以上)和较小幅度(其振动幅度在 3mm 以内),使药筛产生快速的籁动。由于此装置振幅小、频率高、籁动快,药粉不停地在筛网上跳动,因此药粉易散离,易于通过筛网,过筛效率高,适用于黏性较强的含油脂或树脂的药粉过筛。

3. 风选

风选是利用药材和杂质的比重不同,借助风力将杂质除去的方法。操作时,一般可用簸箕或风车通过扬簸或扇风,使杂质、非药用部位等和药材分开。该法多用于果实、种子类药材的净选,如车前子、青葙子、莱菔子等。

现代饮片生产企业多用风选机进行操作,分为除重法和除轻法。除重法是指除去药材中的铁器、石块、泥沙,操作时逐渐提高风速至药材从上出料口排出,杂物则从下出料口排出。除轻法是指除去药材中较轻的杂物,操作时逐渐减小风速,使药材从下出料口排出,杂物则从上出料口排出。风选时,若出料口药材中含有杂物时,则必须再次风选,以达到净度标准。

4. 水选

水选是用水洗或漂的方法,除去附着于药材上的泥沙、盐分或不洁之物。水选可分为洗净、淘洗、浸漂 3 种方法。例如,乌梅、大枣等药材需用水洗去泥沙;海藻、昆布等药材需不断换水漂洗,以漂净盐分;蝉蜕、蛇蜕、土鳖虫等质地轻的药材需在水中搅拌,使杂质沉于水中去除。水选应掌握好时间,勿使药材在水中浸漂过久,导致有效成分流失。对有效成分易溶于水的药材,一般采用"抢水洗"(即对药材进行快速洗涤,缩短药材与水的接触时间),以免损失药效。同时,水选后的药材应及时干燥,以防止霉变。

清洗是中药材前期处理加工的必要环节。洗药机是饮片水洗的一种机械设备,主要用于对中药饮片进行清洗。常用的洗药机包括滚筒式洗药机和循环水洗药机。

(1)滚筒式洗药机:对中药表面的泥沙、杂质、细菌具有良好的洗净作用,适用于直径 3mm 以上的根茎、种子、果实、贝壳、矿物以及大部分菌藻类药材的清洗。

结构和工作原理：采用筒体旋转式，并配有高压水泵喷淋，水源可选用直接水源，或水箱内循环水两用，用内螺导板推进物料，实行连续生产、自动出料，对特殊品种可反复倒顺清洗至洗净。

（2）循环水洗药机：利用水喷淋和一般水洗以及物料的翻滚摩擦除去物料表面的泥沙、毛皮、农药等杂物。

结构和工作原理：由电机、减速器、滚筒外圈和滚筒组成机械传动系统，实现筒体沿水平轴线做慢速转动，筒体内的物料被筒体内的定向导流板从一端推向另一端，来自水箱的水经高压水泵增压后从喷淋水管喷出，利用水的冲刷力和物料翻滚的摩擦力除去物料表面的杂物。

二、非药用部位分离和清除技术

药材在采收加工的过程中常会夹杂一些非药用部位，直接影响临床疗效。因此，药材在切制前应除去药材上残留的非药用部位，以确保调配或制剂时剂量的准确性，或减少服用时所产生的毒副作用，使药材更好地发挥疗效。

1. 去根或茎

药用部位为全草类或根茎类的药材需除去残留的主根、支根、须根等部位，如荆芥、薄荷、泽兰、藕节等。药用部位为根的药材需除去残留的茎，如续断、防风、柴胡、龙胆草等。此外，少数药材的根、茎均能入药，但两者作用不同，需分开药用部位后分别入药，如麻黄与麻黄根。

2. 去枝梗

某些果实、花、叶类药材中的非药用枝梗必须除去，使药物纯净，用量准确，如五味子、山楂、山茱萸、连翘、菊花、桑叶、侧柏叶、槐角、夏枯草等，一般常用挑选、切、剪、摘除等方法除去枝梗。

3. 去皮壳

去皮壳的操作目的有除去非药用部位和分离不同的药用部位。去皮壳的药材一般分为4类：一是树皮类药材，用刀刮去栓皮、苔藓及其他不洁之物，如厚朴、肉桂、杜仲、黄柏等；二是根及根茎类药材，需刮去部分外皮，如白芍、山药等一般多趁新鲜时在产地去皮；三是种子类药材，用沸水烫后，去除种皮，如苦杏仁、桃仁等；四是果实类药材，采用炒后去壳或直接砸壳取仁，去除果皮，如草果、使君子、大风子、莲子等。

清代《修事指南》中提出"去皮者免损气"，而现代对去皮壳则有新的认识，如厚朴、杜仲、肉桂、黄柏等药材的粗皮中有效成分含量较低，去除粗皮是合理的；而牡丹皮刮去皮后，所含的丹皮酚含量会降低，因此对其去皮不做要求。

4. 去毛

一些药物表面或内部常着生有很多绒毛，服用后会刺激咽喉，引起咳嗽或其他副作用，故须除去，以消除其副作用。根据药物特点及绒毛着生的位置不同，可分别采取下列方法去除绒毛。

(1)刷去毛：部分叶类药材密生绒毛，入煎剂时需用毛刷刷除绒毛，如枇杷叶、石韦等。

(2)挖去毛：有的果实内部生有淡黄色绒毛，常在产地加工时，趁新鲜将药材纵剖两瓣，挖去毛核，如金樱子。对于在产地时未去净绒毛的金樱子，可用温水浸润后纵剖，挖净毛核，干燥。

(3)烫去毛：某些果实、种子类或根茎类药材表面着生有绒毛，可用砂烫法烫焦绒毛，取出稍晾，再撞净入药，如马钱子、狗脊。

(4)燎去毛：如鹿茸去毛时，可先置酒精灯上稍燎，再用瓷片或玻璃片将表面茸毛刮净，用布擦净毛屑，注意不可将茸皮燎焦，以免切片时破碎。

(5)撞去毛：将药材和瓷片放进竹笼中来回碰撞以除去毛须，取出后过筛，如除去香附表面的毛须。

5. 去心

"心"一般指根类药材的木质部或种子的胚芽。去心有除去非药用部位、消除副作用和分离不同药用部位的作用。一般的去心方法有：捶破后抽去心，如巴戟天，趁鲜或润后捶破去心；剖开后去心，如莲子心的去除；竹签插出心，莲子可以在产地插出莲子心(《修事指南》指出："去心者免烦。")。

6. 去芦

"芦"又称"芦头"，一般是指残留于根或根茎类药材上的根头、根茎、残茎、茎基、叶基等部位。去芦的目的是除去非药用部位，一般在产地加工时除去，或洗净浸软后切除，或用挑选法去除。

《修事指南》有"去头芦者免吐"之说，现代多数药材不主张去芦使用，即使去除，也与"令药洁净"有一定联系，以符合中药净度的要求。

7. 去核

有些果实类药材常用其果肉（如乌梅）或假种皮（如龙眼肉）入药，而不用其核。去核可清除副作用和分离非药用部位。一般采用砸破后去核取肉、筛选、烘烫后去核等方法进行去核。《修事指南》有"去核者免滑"之说，现代认为去核主要是为了增强果肉的药用效果。

8. 去瓤

有些果实类药材需去瓤后入药，如枳壳。其方法是用小刀挖去瓤，洗净泥沙，捞起，浸过夜，用铁锚压扁，再上木架压 3～5 天，压扁后，使其对合成扁半圆形，切成 0.2cm 厚的凤眼片，晒干。

《修事指南》指出："去瓤者免胀。"现代研究表明，枳壳瓤及中心柱中挥发油含量甚少，瓤约占枳壳重量的 20%，又容易霉变和虫蛀，其水煎液极苦且酸涩，又有瓤会导致胀气的说法，故除去瓤是有一定道理的。历代要求去瓤的品种主要有枳壳、木瓜、瓜蒌皮等。

9. 去头、尾、足、翅

部分动物类药材须除去头尾、足翅等部位，其目的是洁净药物或除去有毒成分。例如，蕲蛇、乌梢蛇要求除去头尾及鳞片，斑蝥需除去头、足、翅，蛤蚧需除去鳞片及头足，蜈蚣需除去头足。

10. 去残肉

龟甲、鳖甲等动物类药材需除去皮肉、筋膜。操作时，常采用浸泡法、蒸法、胰脏净制法、酵母菌发酵法等方法进行处理。

三、其他加工技术

1. 碾捣

某些药物由于质地特殊或形体较小，不便于切制，因此常碾碎或捣碎后入药。传统工艺中多用乳钵、冲筒、铁碾船等工具进行操作，可使药物充分发挥其疗效。需碾捣的药材主要包括以下几类。

（1）矿物、化石类：如石膏、磁石、自然铜、花蕊石、龙齿、琥珀等。

（2）甲壳类：如龟甲、石决明、牡蛎、瓦楞子、蛤壳等。

（3）果实、种子类：如苍耳子、牵牛子、肉豆蔻、郁李仁、酸枣仁等。该类药物多含有脂肪油或挥发油，碾或捣碎后不宜储存，多在调剂时当场加工。

（4）根及根茎类：该类药物多切片后供临床应用，一些形体较小、不便切制的药材，如川贝母、三七等，可在调剂时捣碎入药。

2. 制绒

制绒指将某些药物经碾、捣或捶打成绒状，以缓和其药性或便于应用。例如，将麻黄碾成绒，能缓和其发汗作用，适用于老年人、儿童和体质弱的患者服用；将艾叶制绒，以便于制成灸法所用的艾条或艾炷。

3. 拌衣

拌衣指将药物表面用水湿润，使辅料黏附于药物上，从而起到一定的协同治疗作用。拌衣有朱砂拌和青黛拌两种。例如，用朱砂拌茯苓、茯神、远志等，能增强宁心安神作用；用青黛拌灯心草，有清热凉血作用。

4. 揉搓

某些质地松软、纤维性强而呈丝条状或质地疏松易碎的药物，为便于调配和煎煮，常揉搓成团状（如竹茹、谷精草等）或小碎块（如荷叶、桑叶等），以方便调剂和制剂。

（姚进龙）

第三十章
饮片切制技术

饮片是指可直接供中医临床调配处方或中成药生产用的所有中药材。饮片切制是将净选后的药材进行软化，切成一定规格的片、丝、段、块等的炮制工艺，是中药炮制的重要工序。将中药材切制成一定规格、类型的饮片，主要具有以下目的：①利于有效成分的煎出。药材被切制成饮片后，表面积增大，内部组织显露，饮片与溶媒的接触面增大，可提高有效成分的煎出率，并可避免药物在煎煮过程中的糊化、粘锅等现象。②利于炮制。将药材切制成一定规格的饮片，便于控制火候，可使其受热均匀，有利于与辅料均匀接触，提高炮制效果。③利于调配和制剂。药材被切成饮片后，体积适中，方便调配，制备液体剂型时能提高浸出效果，制备固体剂型时利于粉碎，亦可使处方中的药物分散均匀，比例相对稳定。④便于鉴别真伪。药材被切成饮片后，显露了药材的组织结构特征，易于识别，防止混淆。⑤方便药物储运。药材被切成饮片后，洁净度提高，水分含量降低，减少了霉变、虫蛀等变异现象的发生，有利于储藏，同时还有利于规范包装，方便运输。

饮片切制技术操作流程如图 30-1 所示。

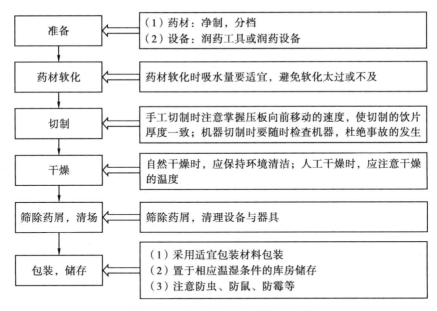

图 30-1 饮片切制技术操作流程图

一、药材切制前的软化技术

除少数药材鲜切或干切外，绝大多数药材在净制后需进行软化处理，再行切制。药材常选用喷淋、抢水洗、浸泡、润、漂、蒸、煮等方法进行软化，也可以使用减压冷浸软化、加压冷浸软化等设备对药材进行软化。为防止有效成分由药材细胞内向浸泡药材的水溶液中溶解和扩散，减少有效成分的流失，在药材软化时应遵循"少泡多润，药透水尽"的原则，按药材大小、粗细、质地等分别处理，以达到软硬适度、便于切制、保证质量的目的。

(一)药材的常用软化技术

1. 喷淋(淋法)

喷淋是用饮用水喷洒或浇淋药材的方法，多适用于气味芳香、质地疏松的全草类、叶类、果皮类以及有效成分易流失的药材，如荆芥、枇杷叶、细辛、陈皮，甘草等。操作时，先将药材整齐堆放，用水自上而下均匀喷淋，一般喷淋 2~4 次后稍润，待茎部软化后即可切片。若采用喷淋法处理后药材仍达不到切制要求，可选用其他方法再次进行软化处理。

2. 抢水洗（淘洗）

抢水洗指用饮用水短时间、快速洗涤的方法，又称淘洗，适用于质地松软、水分易渗入以及有效成分易溶于水的药材，如合欢皮、五加皮、南沙参、石斛、瓜蒌皮等。操作时，将药材置于饮用水中快速洗涤，及时捞出后稍润，待软化后切制，以防药材"伤水"和有效成分的流失。大多数药材洗一次即可，但对含泥沙或其他杂质较多的药材，则需要水洗数遍，以洁净为度。目前，大多采用洗药机洗涤药材。

3. 浸泡

浸泡是将药材用水浸泡一定时间，使其吸入适量水分的方法，又称泡法，适用于质地坚硬、水分难以渗入的药材，如大黄、川芎、莪术、泽泻等。操作时，先将药材洗净，再注入饮用水将其淹没，一般中间不换水，浸泡至一定程度，捞起，润软后切制。一些质轻（能在水中漂浮）的药材要压一重物，使其沉入水中，以达到浸泡的目的。以甲壳、骨骼入药的动物类药材，如狗骨等，要加盖长时间浸泡，以除去皮、肉、筋、膜，留下所需的骨质。浸泡时间的长短视药材的质地、大小以及季节、水温等灵活掌握，一般体积粗大、质地坚实的药材泡的时间宜长些，体积细小或质轻者泡的时间宜短些，春、冬季节浸泡的时间宜长些，夏、秋季节浸泡的时间宜短些，以防止"伤水"和有效成分的流失。

4. 漂

漂是将药材用大量水处理，多次漂洗的方法，适用于毒性药材、腌制过的药材及有腥臭气味的药材，如乌头、天南星、肉苁蓉、昆布、紫河车等。操作时，将药材放入大量的饮用水中，每天换水 2 次或 3 次，漂去有毒成分、盐分及腥臭异味，漂后切制。一般毒性药材漂至切开无白心、口尝半分钟内不麻刺舌为度，含盐分的药材漂至无盐味为度，有腥臭气味的动物类药材以漂去积血和腥臭味为度。

5. 润

润是将经泡、洗、淋处理仍达不到切制要求的药材用适当的器具盛装或堆积于润药台上，以湿物遮盖，或持续喷洒适量饮用水，保持湿润状态，使药材外部的水分徐徐渗透到组织内部，达到内外湿度一致的方法。润制的具体方法有露润、浸润、伏润等。

（1）露润（吸湿回润）：将药材摊放于渗水容器中或垫有篾席的阴湿地面上，盖以湿物，使其自然吸潮回润，适用于含油脂、糖分多的药材，如当归、玉竹、玄参、牛膝等。

（2）浸润：以定量的水或其他溶液浸润药材，经常翻动，使水分缓缓渗入其内部，以"药透水尽"为度，如水浸枳壳。

（3）伏润（闷润）：经过水洗、泡或以其他辅料处理的药材，用缸（坛）等在基本密闭条件下闷润，使药材内外软硬一致，利于切制，如郁金、天麻、川芎、白芍等。该法多在气温较低时采用。

润药得当，既便于切制，又能防止有效成分的流失，保证饮片的质量，因此有"七分润工，三分切工"之说。润药操作时应注意：润法时间应视药材质地和季节而定，质地坚硬的宜长些，质地松软的宜短些；冬、春季润药时间宜长，夏、秋季润药时间宜短，并要防止药材霉变；大黄、何首乌等质地特别坚硬的药材一次不易润透，要经反复多次润制才能软化；山药、天花粉等含淀粉较多的药材应防止发黏、变红、发霉、变味等现象出现，一经发现，应立即以清水快速洗涤，晾晒后再适当浸润。为缩短润药时间，提高润药效果，生产上多采用润药机润制药材。

（二）其他软化技术

为减少药材中所含的有效成分的流失，提高药材软化效果，保证饮片质量，提高工作效率，目前一些饮片厂开始采用真空加温软化、减压冷浸软化、加压冷浸软化等新技术。

1. 真空加温软化技术

将药材置于特制的容器内，利用真空泵抽出容器及药材内部的空气，然后通入蒸汽，使药材内外保持一定的温度及湿度，待药材软硬适中后取出切片。

2. 减压冷浸软化技术

用抽气机械将药材组织间隙中的气体抽出至接近真空状态，之后注入饮用水，恢复常压，使水分吸入药材组织内部，以达到软化的目的。

3. 加压冷浸软化技术

应用加压机械，将水分强行压入药物组织内部，从而达到软化的目的。

4. 加热软化处理技术

一些性质特殊的药材宜采用加热法进行软化，如阿胶等一些胶类药材常采用干热软化法（烘烤）软化后切成小丁块，黄芩、木瓜、天麻等药材常采用直接蒸、煮等湿热软化法软化后切片。

（三）药材软化的检查方法

药材在水处理过程中需要检查其软化程度是否符合切制要求，习惯称"看水性"或"看水头"。常用的经验检查方法主要有以下4种。

1. 弯曲法

弯曲法适用于白芍、山药、黄芪等长条状药材，将药材软化后握于手中，拇指向外推，其余四指向内缩，以药材略弯曲、不易折断为宜。

2. 指掐法

指掐法适用于白术、泽泻、川芎、苍术等团块状药材，以指甲能掐入药材表面为度。

3. 穿刺法

穿刺法适用于大黄、何首乌、虎杖等粗大的块状药材，用钢钎适当用力，以能刺穿药材而无硬心感为宜。

4. 手捏法

手捏法适用于当归、独活等不规则的根及根茎类药材，将药材软化后，以手捏粗的一端，感觉其较柔软为宜。有些块状的根及根茎、果实、菌类药材，需将药材润至手握无吱吱响声或无坚硬感为度，如延胡索、槟榔、枳实、雷丸等。

（四）机械切制药材的软化特点

机械切制的药材吸水量较手工切制少，其软化程度较手工硬。一般机械切制应采用少泡多润的方法，减少药材在水中停留的时间，既要把药材润透，又要有一定的硬度，以便其承受住机器的挤压力和刀片高速运转的冲击力。

（五）软化药材的质量要求与质量指标

1. 质量要求

经软化后的药材必须无泥沙等杂质，亦无伤水、腐败、霉变、异味，且软硬适度。

2. 质量指标

（1）喷淋：经清水喷洗或喷淋的药材应略润或润透。未润透或水分过大者不得超过5%。

（2）淘洗：净水淘洗、冲洗或抢水洗的药材不得伤水。水分过大或润透者不得超过5%。

（3）浸泡：经清水或液体辅料浸泡的药材应较硬适度，不流失有效成分。未泡透者不得超过5%，伤水者不得超过3%。

（4）漂洗：经漂洗后的药材需去除腥味、咸味、毒性，或经浸洗的药材在漂洗后应无或微有腥味、咸味，内无白心，有毒药材应略有麻辣味。经漂洗后的药材不得有霉变、霉烂、酸败。

（5）润：经清水润过的药材应软硬适度，不伤水、不酸败，润透程度一致。未润透者不得超过10%。

（6）渍：经清水或液体辅料浸渍的药材未渍透者不得超过5%。

二、饮片的切制技术

（一）常见的饮片类型及选择原则

饮片切制的形状及规格取决于药材自身的形状、质地、断面特征以及炮制、调配等不同需要。常见的饮片类型及规格见表30-1。

表 30-1 常见中药饮片类型及规格

类型		规格	适用药材	举例
片	厚度	极薄片	厚0.5mm以下	木质类，动物骨、角质药材	羚羊角、鹿茸、降香等
		薄片	厚1~2mm	质地致密坚实，切薄片不易破碎的药材	槟榔、乌药、白芍、天麻、当归等
		厚片	厚2~4mm	质地松泡、粉性大、黏性大、切薄片易破碎的药材	山药、天花粉、泽泻、丹参、升麻、南沙参等
	形状	横片（圆片）	厚1mm以下，厚1~2mm，厚2~4mm	长条形、断面特征明显的根、根茎类药材以及球形果实、种子类药材	枳壳、白芍、白芷、何首乌
		斜片	厚1mm以下，厚1~2mm，厚2~4mm	长条形而纤维性强的药材（斜度小的称瓜子片，斜度稍大而体粗者称马蹄片，斜度大而较细者称柳叶片）	柳叶片（甘草、黄芪、银柴胡、漏芦、紫苏梗、鸡血藤、木香）、瓜子片（桂枝、桑枝）、马蹄片（大黄）
		直片（顺片）	厚2~4mm	形状肥大、组织致密、色泽鲜艳和鉴别特征突出的药材	天花粉、白术、附子、防己、升麻等
丝		细丝	宽2~3mm	皮类、果皮类药材	厚朴、黄柏、秦皮、合欢皮、瓜蒌皮等
		宽丝	宽5~10mm	叶类、较薄的果皮类药材	枇杷叶、淫羊藿、冬瓜皮、陈皮等
段		咀（短段）	长10~15mm	全草类、形状细长、有效成分易于煎出的药材	党参、怀牛膝、北沙参、薄荷、荆芥、香薷、白茅根、木贼、石斛、麻黄、忍冬藤、谷精草等
块		节（长段）	边长8~12mm的立方块	煎熬时易糊化的药材	神曲、茯苓、阿胶丁等

此外，中药配伍颗粒已被《中华人民共和国药品管理法》纳入中药饮片批准文号管理，是以符合中药炮制规范的中药饮片为原料，经现代科技手段精制而成的颗粒剂，为可供临床配方等使用的纯中药产品。

(二)饮片的切制

1. 手工切制

手工切制操作方便、灵活，不受药材形状限制，所切出的饮片具有厚薄均匀、片型美观、规格齐全、损耗率低等优点，能很好地弥补机器切片的不足。但是，手工切制存在劳动强度大、切片速度慢、效率低等缺陷。

(1)切制：手工切制常用切药刀，主要由刀片、刀床、压板、装药斗、控药棍等部件组成。将刀片装在刀床架上，可切制不同类型和规格的饮片。操作时，将软化好的药材单个(俗称"个活")或整理成把(俗称"把活")置于刀床上，用左手握住药材向刀口推送，同时右手拿刀柄向下按压，即可切制成饮片。饮片的厚薄、长短以推进距离控制。有些"个活"，如槟榔可用"蟹爪钳""铁钳"夹紧后向前推进。某些贵重药材，还可采用特殊的工具切制，如专门用来加工鹿茸的切制刀。

(2)镑：用镑刀将软化后的药材镑成极薄片，适用于羚羊角、水牛角等动物角类药材。镑片时，将软化的药材用钳子夹住，手持镑刀一端，来回镑成极薄的饮片。近年来，许多地方已经用镑片机替代镑刀。

(3)锉：用钢锉将药材锉成粉末，一般不事先准备，而是依处方要求，在调配时将药材锉为粉末。锉适用于质地坚硬的动物角质类药材，如羚羊角、水牛角等。

(4)刨：用刨刀将药材刨成薄片，适用于檀香、松节、苏木等质地坚硬的木质类药材。若利用机械刨刀，药材需预先进行软化处理。

(5)劈、砍：利用斧头、砍刀之类工具将动物骨骼类或木质类药材劈或砍成块状或段状等，适用于松节、苏木等。

2. 机器切制

机器切制具有劳动强度小、生产效率高、适用于工业化生产等特点，但存在饮片类型少、片形不美观等不足。目前，中药饮片生产企业主要采用机器切制。常用的切药机有以下几种。

(1)剁刀式切药机：适合切制长条状的根及根茎类、全草类药材，不适合切制颗粒状药材。

(2)旋转式切药机：药材经链条传送带送至进料口，由旋转的刀盘将药材切成所需规格的饮片，适用于切制颗粒状、团块状及球形药材，不适用于全草类药材的切制。

（3）转盘式切药机：适用于切制根茎、块茎及果实类药材，能切制横片、直片及多种规格斜形饮片。操作时，可根据药材的形状、直径选择不同的进药口，以保证饮片质量。

（4）往复式切药机：由于机械的传动，使刀片上下往复运动，原料经链条连续送至切药口，由往复式切刀切制成所需要厚度的饮片。往复式切药机有直线往复式切药机、斜片高速裁断往复式切药机、变频往复式直线切药机、数控高速裁断往复式切药机等类型。往复式切药机适用于各类药材的切制加工。

3. 切制药材的质量标准

极薄片的标准厚度在 0.5mm 以下，薄片的标准厚度为 1～2mm，厚片的标准厚度为 2～4mm，短段的标准长度为 5～10mm，长段的标准长度为 10～15mm，块的标准为边长 8～12mm 的方块，细丝的标准宽度为 2～3mm，宽丝的标准宽度为 5～10mm。各类不合格饮片不得超过 10%。其中，极薄片不得超过该品种标准厚度的 0.5mm；薄片、厚片、丝、块不得超过标准的 1mm；段不得超过标准的 2mm。

三、饮片的干燥技术

药材被切成饮片后，由于水分含量高，必须及时进行干燥处理，否则容易出现变色、酸败或霉烂等现象，从而影响饮片质量。由于饮片性质不同，因此其干燥方法也不尽相同。饮片的干燥有自然干燥和人工干燥两种。《中国药典》（2020 年版）在一部中关于药材产地加工及炮制规定的干燥方法：一是烘干、晒干、阴干均可的，用干燥；二是不宜用较高温度烘干的，则用晒干或低温干燥（一般不超过 60℃）；三是烘干、晒干均不适宜的，用阴干或晾干；四是少数药材需要短时间干燥的，则用暴晒或及时干燥。

1. 自然干燥

自然干燥分为晒干和阴干两种。晒干是将潮湿饮片置于阳光下，不时翻动，晒到干燥。阴干法是将潮湿饮片置于阴凉通风处，使水分缓缓蒸发，晾至干燥。阴干法适用于气味芳香、含挥发性成分较多、色泽鲜艳和受日光照射易变色、易走油的饮片，如藿香、当归、槟榔等。自然干燥不需要特殊设备，经济方便，但占地面积较大，干燥时间长，易受气候条件影响，饮片也容易受到环境污染。

《药品生产质量管理规范》附录要求：净制后的中药材和中药饮片不得直接接触地面；中药材、中药饮片晾晒应有有效的防虫、防雨等防污染措施。

2. 人工干燥

人工干燥是利用一定的干燥设备促使饮片干燥的方法。本法不受气候变化的影响，且清洁卫生，并能缩短干燥时间，降低劳动强度。采用该法时，应视饮片性质，控制好温度和加热时间，否则会有损药效。一般药材的饮片在干燥时以不超过80℃为宜，气味芳香、含挥发性成分的饮片以不超过60℃为宜；干燥后的饮片水分含量一般要求控制在7%～13%。

需要注意的是，经自然干燥和人工干燥后的饮片均需晾凉后储藏，否则容易回潮和发霉。

3. 干燥药材的质量标准与影响质量的因素

干燥后的饮片必须干、湿度均匀，保持固有色泽、气味。一般饮片的水分含量应控制在7%～13%，饮片干燥后不得有变色、走味等质量变异现象。影响饮片质量的因素主要有干燥方法不当、干燥温度过高或过低、干燥时间过长或过短等。

四、饮片的包装技术

饮片的包装是指经净制、切制、干燥后的饮片采用适当的包装材料包装，其目的是保证饮片的数量和品质，方便饮片的运输、储存和销售，防止饮片发生霉变、虫蛀、潮解、酸败、变色、走味等质量变异。

《中华人民共和国药品管理法》"药品包装的管理"明确规定：直接接触药品的包装材料和容器必须符合药用要求，符合保障人体健康、安全的标准，并由药品监督管理部门在审批药品时一并审批。药品生产企业不得使用未经批准的直接接触药品的包装材料和容器。

中药饮片的包装必须适合饮片质量的要求，方便储存、运输、使用。包装中药饮片要选用符合国家药品、食品包装有关产品质量标准的材料，禁止采用麻袋、竹筐、纤维袋等非药品包装材料和容器。凡直接接触中药饮片的包装材料，均为一次性使用，不得回收重新使用。中药饮片常用的包装材料有无毒聚丙烯塑料袋、无毒聚乙烯塑料透明袋、硬纸盒、玻璃瓶、陶瓷罐、铁盒、塑料瓶、食品袋等。

2003年12月18日，国家食品药品监督管理局《关于加强中药饮片包装监督管理通知》要求：中药饮片在发运过程中必须有包装。每件包装上必须注明品名、产地、日期、调出单位等，并附有质量合格的标志。

2002年9月15日起实施的《中华人民共和国药品管理法实施条例》规定：生产中药饮片，应当选用与药品性质相适应的包装材料和容器；包装不符合规定的中药饮片不得销售。中药饮片的包装必须印有或贴有标签，注明品名、规格、产地、生产企业、药品生产许可证号、产品批号、生产日期，并有质量合格的标志。实施批准文号管理的中药饮片还必须注明药品批准文号。

《药品生产质量管理规范》附录规定：直接接触中药饮片的包装材料应至少符合食品包装材料标准。中药饮片应选用能保证其储存和运输期间质量的包装材料或容器。

目前，中药饮片广泛采用小包装，包装量为 0.5kg、1kg，毒性药品或贵细中药饮片不超过 200g；大包装采用无毒聚丙烯编织袋，包装量为 2.5kg；特殊中药饮片采用真空包装、充气包装（充 CO_2、N_2）、除氧包装等方法。

五、影响中药饮片的质量因素

在饮片切制、干燥过程中，由于软化不当或切制刀具不合床、切制机械调试不佳，或干燥不及时、干燥方法不当等，均会影响饮片质量，导致下列不合格饮片的产生。因此，在生产过程中应对切制过程中及干燥后的饮片进行外观检查，以便及时采取措施，保证饮片质量。

1. 连刀片（拖胡须、挂须儿）

连刀片是饮片之间相互牵连、未完全切断的现象，产生的原因是药材软化不均匀，外部含水多或刀具不锋利、不合床，或操作技术欠佳，常见于厚朴、桑白皮等。解决办法是降低水分含量后再润至适于切制的程度，磨刀或调整刀床。

2. 翘片（马鞍片）

翘片是饮片边缘卷曲不平整或卷曲呈马鞍状，系药材软化时内部水分含量过多（"伤水"）所致，常见于槟榔、白芍等。解决办法是降低水分含量后再润至适于切制的程度。

3. 皱纹片（鱼鳞斑）

皱纹片是饮片片面粗糙，呈鱼鳞样斑痕的现象，系药材软化程度不够或刀具不锋利所致，常见于三棱、莪术等。解决办法是将药材软化至适宜程度或将刀具磨制锋利后再切制。

4. 掉边与炸心

药材切制后，掉边指出现饮片的外层与内层相脱离，形成圆圈和圆芯两部分；炸心指出现饮片中心部分破碎。出现掉边与炸心，多是因药材软化不当、内外软硬程度不同所致，常见于郁金、桑枝、泽泻等。解决办法是将药材润至内外湿度一致，以利于切制。

5. 油片（走油）

油片（走油）是指饮片表面有油分、糖分或黏液质渗出，使饮片颜色加深或变味的现象，系药材软化时"伤水"或环境温度过高所致，常见于当归、白术、苍术、独活等。

6. 发霉

发霉是指饮片生霉的现象，系饮片干燥不及时、干燥方法不当或饮片未完全干燥，或储藏环境潮湿等所致，常见于山药、白术、白芍、当归等。解决办法是依据药物中所含成分确定干燥温度，在干燥后收藏前测定饮片水分含量，将水分含量控制在安全范围内。

7. 变色与走味

变色与走味是指饮片干燥后失去了原有的色泽或气味，系药材软化时浸泡太过或切制后饮片干燥不及时、干燥方法不得当所致，常见于黄芩、槟榔、白芍等。

（姚进龙）

第三十一章
炒　法

　　将净制或切制过的药物筛去灰屑，按大小分档，置于炒制容器内，加辅料或不加辅料，用不同火力加热并不断翻动或转动，使之达到一定程度的炮制方法，称为炒法。

　　《神农本草经》记载了露蜂房、蛇蜕和蜣螂用"火熬"的炮制方法；《金匮玉函经》记载有芫花"熬"，水蛭"熬"，虻虫"熬去翅足"等（"熬"字作"炒"解释，刘河间有"仲景乡语，云炒作熬"的论述，王好古的《汤液本草》也解释"方言熬者，即今之炒也"）。炒法在唐代以后广泛地用于药物的炮制，并对不同药物提出不同火候要求，有微炒、炒出汗、炒香、炒黄、炒熟、炒焦、炒黑之分。宋代以后，加辅料炒得到了广泛应用。

　　炒制的目的是增强药效，缓和或改变药性，降低毒性或减少刺激，矫臭矫味，利于储藏和制剂。炒制过程中的两个关键因素是火力和火候。根据临床需要和药物自身性质的不同，所控制的火力和火候标准也不同。火力是指药物炮制过程中所用热源释放出的热量大小、火的强弱或温度的高低。火力可分为文火、中火、武火。文火即小火，武火即大火或强火，介于文火和武火之间的为中火。先文火后武火，或文火和武火交替使用的为文武火。炒法最初用火都是柴火，有柳木火、桑木火、炭火等，后来逐渐发展为使用煤、煤气、电等。火力是影响炮制品质量的重要因素，可根据炒制要求而选用不同的火力。火候是指药物炮制的温度、时间和程度，可根据药物内外特征的变化和附加判别方法进行判断。目前，正在集合材料学、计算机学、仿生学和生物学等学科优势，开发用于判断中药炮制火候标准的电子鼻和电子舌等。

炒法可分为手工炒和机器炒。手工炒的用具有铁锅、铁铲、刷子、簸箕等，操作程序一般分为4个步骤。①预热：指炒制前将空锅于热源上加热至一定程度，以便于药物尽快加热，缩短在锅内停留时间，并可防止炒成"僵子"（俗称"炒哑"）。②投药：预热至规定程度后，迅速投入药物。③翻炒：投入药物后迅速搅拌或翻炒，使药物受热均匀。翻炒要有规律，一般药物先向一边依次翻炒，翻炒完后再向反方向依次翻动，如此反复操作，直至达到所需程度。易滚动种子类药物可从锅底向两边翻炒，使其自动滑落锅底，翻炒时，要求每次下铲都要露锅底，俗称"亮锅底"，可避免药物停留锅底而至焦煳。④出锅：药物炒至规定程度后立即取出，即"出锅"。出锅要迅速，摊开晾凉。辅料炒的药物，出锅后要先筛去辅料，再摊开晾凉。机器炒需用到炒药机，常见的炒药机主要有平锅式炒药机和滚筒式炒药机。平锅式炒药机适用于种子类药材的炒制，滚筒式炒药机则适用于大多数药物的炒制。

炒法根据操作时加辅料与否，可分为清炒法（单炒法）和加辅料炒法（合炒法）。清炒法根据加热程度不同而分为炒黄、炒焦和炒炭。加辅料炒法根据所加辅料的不同而分为麦麸炒、米炒、土炒、砂炒、蛤粉炒和滑石粉炒等法。

一、清炒法（单炒法）

不加任何辅料的炒法，称为清炒法。根据火候及程度的不同，清炒法又可分为炒黄、炒焦和炒炭。

清炒法的目的：增强疗效，常用于芡实、紫苏子、九香虫、王不留行、焦麦芽、焦山楂等；降低毒性或副作用，常用于白果、苍耳子、牛蒡子、牵牛子等；缓和药性，常用于冬瓜子、水红花子、葶苈子、薏苡仁等；增强或产生止血、止泻作用，常用于地榆、大蓟、石榴皮、牡丹皮等；保证疗效、利于储存，常用于槐花、白芥子、桑螵蛸、酸枣仁等。

清炒法的注意事项：药物必须按大小分档，炒前锅要预热，炒制时选择适当火力，搅拌要均匀，出锅要迅速。

(一)炒黄

炒黄是将净制或切制过的药物置于炒制容器内，用文火或中火加热，并不断翻动或转动，使药物表面呈黄色，或颜色加深，或发泡鼓起，或爆裂，并逸出固有气味的方法。炒黄是炒法中最基本的操作。

炒黄的操作虽然简单，但炒制程度却较难判定，因为很多药物表面本身就是黑色、黄色或灰色的，根据经验，可以从以下几个方面进行判定。

(1)对比看：炒制时可以留少许生品，一边炒，一边与生品比较，颜色加深即可。

(2)听爆声：很多种子类药材在炒制时都有爆鸣声，一般在爆鸣声减弱时即已达到炒制程度，不要等到爆鸣声消失再停止。

(3)闻香气：种子类药材在炒制过程中一般都有固有的香气逸出，所以嗅到香气时就算炒好了。

(4)看断面：当看表面和听爆鸣声仍难以判定时，可以看种子的断面。断面呈淡黄色时，即达到了炒制程度。该条是制定标准中最关键的一条，可以说炒黄的程度体现在多数情况下就是断面的颜色。

以上几点综合运用，可以很容易地判定炒黄的程度。

王不留行

【处方用名】

王不留行、炒王不留行。

【来源】

本品为石竹科植物麦蓝菜 *Vaccaria segetalis*（Neck.）Garcke 的干燥成熟种子。夏季果实成熟、果皮尚未开裂时采割植株，晒干，打下种子，除去杂质，再次晒干。

【炮制方法】

(1)王不留行：取原药材，除去杂质。

(2)炒王不留行：取净王不留行，投入预热容器内，用中火拌炒至大部分爆花即可。

【质量要求】

(1)王不留行：呈小球形，表面为黑色；少数为红棕色，略有光泽，有细密颗粒状突起，一侧有 1 条凹陷的纵沟；质硬，气微，味微涩、苦。王不留行饮片含水分不得超过 12.0%，总灰分不得超过 4.0%，醇溶性浸出物不得超过 6.0%，含王不留行黄酮苷不得少于 0.4%。

(2)炒王不留行：大部分呈类球形爆花状，表面为白色，质松脆。炒王不留行含水分不得超过 10.0%，醇溶性浸出物同生品，含王不留行黄酮苷不得少于 0.15%。

【炮制作用】

王不留行味苦、性平，归肝、胃经，具有活血通经、下乳消肿、利尿通淋的功能，可用于经闭、痛经、乳汁不下、乳痈肿痛、淋证涩痛等病症。生品长于消痈肿，可用于乳痈或其他疮痈肿痛；炒王不留行质地松泡，利于有效成分煎出，且走散力较强，长于活血通经、下乳、通淋，多用于产后乳汁不下、经闭、痛经、石淋、小便不利等病症。

【储存】

本品需储存于干燥容器内，密闭，置干燥处。

酸枣仁

【处方用名】

酸枣仁、炒酸枣仁。

【来源】

本品为鼠李科植物酸枣 *Ziziphus jujuba* Mill. *var. spinosa* (Bunge) Hu ex H. F. Chou 的干燥成熟种子，秋末冬初采收成熟果实，除去果肉及核壳，收集种子，晒干。

【炮制方法】

(1)酸枣仁：取原药材，去净杂质，用时捣碎。

(2)炒酸枣仁：取净酸枣仁置炒制容器内，用文火加热，炒至鼓起、颜色加深、断面浅黄色时取出，用时捣碎。

【质量要求】

(1)酸枣仁：呈扁圆形或扁椭圆形，表面为紫红色或紫褐色，平滑有光泽，有的有裂纹。有的酸枣仁两面均呈圆隆状突起；有的一面较平坦，中间或有一条隆起的纵线纹，而另一面稍凸起；有的一端凹陷，可见线形种脐，而另一端有细小突起的合点。酸枣仁种皮较脆，气微，味淡。酸枣仁饮片含水分不得超过9.0%，总灰分不得超过7.0%，含酸枣仁皂苷A不得少于0.03%，含斯皮诺素不得少于0.08%。

(2)炒酸枣仁：形如酸枣仁，微鼓起，表面颜色加深，微具焦斑，断面呈浅黄色，略有焦香气，味淡。炒酸枣仁含水分不得超过7.0%，总灰分不得超过4.0%，含酸枣仁皂苷A和斯皮诺素同生品。

【炮制作用】

酸枣仁味甘、酸，性平，归肝、胆、心经，具有养心、补肝、宁心安神、敛汗、生津的功能，可用于虚烦不眠、惊悸多梦、体虚多汗、津伤口渴等病症，尤其是其养心安神作用很好，亦多用于心阴不足和肝肾亏损的惊悸、健忘、眩晕、虚烦不得眠等病症。炒酸枣仁种皮开裂，易于粉碎和有效成分的煎出，同时炒制能起到杀酶保苷的作用，作用与生酸枣仁相近，养心安神作用强于生酸枣仁。

【储存】

本品需储存于干燥容器内，密闭，置通风干燥处。

火麻仁

【处方用名】

火麻仁、麻子仁、炒火麻仁、炒麻子仁。

【来源】

本品为桑科植物大麻 *Cannabis sativa* L. 的干燥成熟果实，秋季果实成熟时采收，除去杂质，晒干。

【炮制方法】

(1)火麻仁：取原药材，除去杂质，筛去灰屑，用时捣碎。

(2)炒火麻仁：取净火麻仁置炒制容器内，用文火加热，炒至微黄、有香气时取出，放凉，用时捣碎。

【质量要求】

(1)火麻仁：呈卵圆形或椭圆形，表面为灰绿色或灰黄色，有网纹，两侧有棱线，顶端钝尖；果皮薄而脆，内有白色种仁；富有油性，气微，味淡。

(2)炒火麻仁：形如火麻仁，表面呈淡黄色，微具焦香气，味淡。

【炮制作用】

火麻仁味甘，性平，归脾、胃、大肠经，具有润肠通便的功能，可用于血虚津亏、肠燥便秘等病症。炒火麻仁可提高煎出效果，制品功用与生品一致。

【储存】

本品需储存于干燥容器内，密闭，置阴凉干燥处，防热，防蛀。

槐 花

【处方用名】

槐花、炒槐花、槐花炭。

【来源】

本品为豆科植物槐 *Sophora japonica* L. 的干燥花及花蕾，夏季花开放或花蕾形成时采收，及时干燥，除去枝、梗及杂质。花开放者习称"槐花"，花蕾形成者习称"槐米"。

【炮制方法】

(1)槐花：取原药材，除去杂质及枝梗，筛去灰屑。

(2)炒槐花：取净槐花，置炒制容器内，用文火加热，炒至表面呈深黄色，取出晾凉。

(3)槐花炭：取净槐花，置炒制容器内，用中火加热，炒至表面呈焦褐色，取出晾凉。

【质量要求】

(1)槐花：皱缩而卷曲，花瓣多散落，完整者花萼呈钟状、黄绿色，花瓣呈黄色或黄白色；体轻，味微苦。槐花饮片含水分不得超过11.0%，总灰分不得超过14.0%，酸不溶性灰分不得超过8.0%，醇溶性浸出物不得少于37.0%，含总黄酮不得少于8.0%。

(2)槐米：花蕾呈卵圆形或椭圆形，花萼呈黄绿色，上方为未开放的黄白色花瓣，内呈黄褐色；质轻，味微苦涩。槐米含水分不得超过11.0%，总灰分不得超过9.0%，酸不溶性灰分不得超过3.0%，醇溶性浸出物不得少于43.0%，含总黄酮不得少于20.0%。

(3)炒槐花：形如槐花，表面呈深黄色。

（4）槐花炭：形如槐花，表面呈焦褐色。

【炮制作用】

槐花味苦，性微寒，归肝、大肠经，具有凉血止血、清肝泻火的功能。生品以清肝泻火、清热凉血见长，多用于血热妄行、肝热目赤、头痛眩晕、疮毒肿痛等病症。炒槐花苦寒之性较缓和，有杀酶保苷的作用，其清热凉血作用次于生品。槐花炭清热凉血作用极弱，涩性增加，以凉血止血见长，可用于咯血、衄血、便血、崩漏下血、痔疮出血等出血病症。

【储存】

本品需储存于干燥容器内，密闭，置通风干燥处，防潮，防蛀。

苍耳子

【处方用名】

苍耳子、炒苍耳子。

【来源】

本品为菊科植物苍耳 *Xanthium sibiricum* Patr. 的干燥成熟带总苞的果实，秋季果实成熟时采收，干燥，除去梗叶等杂质。

【炮制方法】

（1）苍耳子：取原药材，除去杂质，用时捣碎。

（2）炒苍耳子：取净苍耳子，置炒制容器内，用中火加热，炒至黄褐色，刺焦时即可，碾去刺，筛净，用时捣碎。

【质量要求】

（1）苍耳子：呈纺锤形或卵圆形，一面较平坦；表面呈黄棕色或黄绿色，全身有刺；体轻质坚，破开后内有双仁，有油性，气微，味微苦。苍耳子饮片含水分不得超过12.0%，总灰分不得超过5.0%。

（2）炒苍耳子：形如苍耳子，表面呈黄褐色、有刺痕，微有香气。炒苍耳子含水分不得超过10.0%，总灰分不得超过5.0%。

【炮制作用】

苍耳子味辛、苦，性温，有毒，归肺经，具有散风湿、通鼻窍的功能。生品消风止痒力强，多用于皮肤痒疹、疥癣等皮肤病。炒苍耳子可降低毒性，偏于通鼻窍、祛风湿、止痛，常用于鼻渊头痛、风湿痹痛等病症。

【储存】

本品需储存于干燥容器内，密闭，置通风干燥处。

牛蒡子

【处方用名】

牛蒡子、炒牛蒡子。

【来源】

本品为菊科植物牛蒡 *Arctium lappa* L. 的干燥成熟果实，秋季果实成熟时采收果序，晒干，打下果实，除去杂质，再次晒干。

【炮制方法】

(1)牛蒡子：取原药材，除去杂质，洗净，干燥，用时捣碎。

(2)炒牛蒡子：取净牛蒡子，置炒制容器内，用文火加热，炒至略鼓起、微有香气、断面呈浅黄色时取出，用时捣碎。

【质量要求】

(1)牛蒡子：呈长倒卵形，略扁，微弯曲；表面呈灰褐色，带紫黑色斑点，有数条纵棱；果皮较硬，富有油性；气微，味苦后微辛而稍麻舌。牛蒡子饮片含水分不得超过 9.0%，总灰分不得超过 7.0%，含牛蒡苷不得少于 5.0%。

(2)炒牛蒡子：微鼓起，深灰色，微有光泽，略具香气。炒牛蒡子含水分不得超过 7.0%，总灰分、牛蒡苷含量同生品。

【炮制作用】

牛蒡子味辛、苦，性寒，归肺、胃经，具有疏散风热、宣肺透疹、解毒利咽的功能，可用于风热感冒、咳嗽痰多、麻疹、风疹、咽喉肿痛、痄腮、丹毒、痈肿疮毒等病症。生品长于疏散风热、解毒散结，可用于风温初起、痄腮肿痛、痈毒疮疡；炒牛蒡子能缓和寒滑之性，以免伤中，并且气香，宣散作用更强，长于解毒透疹、利咽散结、化痰止咳，可用于麻疹不透、咽喉肿痛、风热咳喘等病症。

【储存】

本品需储存于干燥容器内，密闭，置通风干燥处，防蛀。

(二)炒焦

炒焦是将净选或切制后的药物置炒制容器内，用中火或武火加热，炒至药物表面呈焦黄或焦褐色，内部颜色加深，并具有焦香气味。

炒焦的目的主要是增强药物消食健脾的功效或减少药物的刺激性，常用于山楂、栀子等。

山　楂

【处方用名】

山楂、炒山楂、焦山楂、山楂炭。

【来源】

本品为蔷薇科植物山里红 *Crataegus pinnatifida* Bge. var. *major* N. E. Br. 或山楂 *Craetagus pinnatifida* Bge. 的干燥成熟果实，秋季果实成熟时采收，切片，干燥。

【炮制方法】

（1）山楂：取原药材，除去杂质及脱落的核及果柄，筛去碎屑。

（2）炒山楂：取净山楂，置炒制容器内，用中火加热，炒至颜色加深，取出晾凉，筛去碎屑。

（3）焦山楂：取净山楂，置炒制容器内，用武火加热，炒至外表呈焦褐色、内部呈焦黄色，取出晾凉，筛去碎屑。

（4）山楂炭：取净山楂，置炒制容器内，用武火加热，炒至表面呈焦黑色、内部呈焦褐色，取出晾凉，筛去碎屑。

【质量要求】

（1）山楂：呈圆片状，皱缩不平；外皮呈红色；断面呈黄白色，中间有浅黄色果核，多脱落；气微清香，味酸微甜。

（2）炒山楂：表面颜色加深，味酸微甜。炒山楂有机酸以枸橼酸计，不得少于 4.0% 。

（3）焦山楂：表面呈焦褐色，内部呈黄褐色，味微酸。焦山楂有机酸以枸橼酸计，不得少于 4.0% 。

（4）山楂炭：表面呈焦黑色，内部呈焦褐色，味涩。

【炮制作用】

山楂味酸、甘，性微温，归脾、胃、肝经，具有消食健胃、行气散瘀的功能。山楂长于活血化瘀，常用于血瘀经闭、产后瘀阻、心腹刺痛、疝气疼痛等病症，以及高脂血症、高血压病、冠心病。炒山楂酸味减弱，可缓和对胃的刺激，善于消食化积，可用于脾虚食滞、食欲不振、神倦乏力等病症。焦山楂不仅酸味减弱，且增加了苦味，长于消食止泻。山楂炭其性收涩，具有止血、止泻的功效，可用于胃肠出血或脾虚腹泻兼食滞者。

【储存】

本品需储存于干燥容器内，密闭，置通风干燥处，防蛀。

（三）炒炭

炒炭是将净选或切制后的药物置炒制容器内，用武火或中火加热，炒至药物表面呈焦黑色或焦褐色、内部呈棕褐色或棕黄色。

炒炭要求存性。炒炭存性是指药物在炒炭时，只能使其部分炭化，更不能灰化，未炭化部分仍应保存药物的固有气味。花、叶、草等炒炭后，要求仍可清晰辨别药物原形，常用于槐花、侧柏叶、荆芥之类。

1. 炒炭的目的

经炒炭炮制后，可使药材的药性增强或产生止血、止泻作用。药物炒炭后，理化性质可产生明显变化，目前对于其能增强或产生止血作用的物质基础一直在研究中，有学者认为是中药中的钙离子，也有人认为是鞣质的含量变化所致。止血中药的物质基础由多种成分组成，药物经制炭后，其所含成分一般均有较为复杂的变化，而且大多有止血活性的新成分产生。因此，炭药的止血作用不能单独取决于某一种或某一类成分含量上的变化。

2. 炒炭的注意事项

（1）操作时要适当掌握好火力，质地坚实的药物宜用武火，质地疏松的花、花粉、叶、全草类药物可用中火，或视具体药物灵活掌握。

（2）在炒炭过程中，当药物炒至一定程度时，因温度很高，易出现火星，特别是质地疏松的药物，如蒲黄、荆芥等，须喷淋适量清水将火熄灭，以免引起燃烧。取出后，必须摊开晾凉，经检查确无余热后再收贮，以免复燃。

干 姜

【处方用名】

干姜、炮姜、姜炭。

【来源】

本品为姜科植物姜 Zingiber officinale Rosc. 的干燥根茎,冬季采挖,除去须根及泥沙,晒干或低温干燥。

【炮制方法】

(1)干姜:取原药材,除去杂质,略泡,洗净,润透,切厚片或块,干燥,筛去碎屑。

(2)姜炭:取干姜块,置炒制容器内,用武火加热,炒至表面呈焦黑色、内部呈棕褐色,喷淋少许清水,灭尽火星,略炒,取出晾干,筛去碎屑。

(3)炮姜:先将净河砂置炒制容器内,用武火炒热,再加入干姜片或块,不断翻动,炒至鼓起,表面呈棕褐色,取出,筛去砂,晾凉。

【质量要求】

(1)干姜:为不规则的厚片或丁块;表面呈灰棕色或淡黄棕色;切面呈黄白色,有明显的筋脉小点,显粉性;有特异香气,味辛辣。干姜饮片水分不得超过19.0%,灰分不得超过6.0%,水溶性浸出物不得少于22.0%,挥发油含量不得少于0.8%,6-姜辣素含量不得少于0.6%。

(2)姜炭:形如干姜,表面呈焦黑色,内部呈棕褐色;体轻,质松脆,味苦、微辣。姜炭水溶性浸出物不得超过26.0%,6-姜辣素含量不得少于0.05%。

(3)炮姜:形如干姜,表面鼓起、呈棕褐色,内部呈深黄色,质地疏松,断面边缘显棕黄色;气香特异,味微辛、辣。炮姜水分不得超过12.0%,总灰分不得超过7.0%,水溶性浸出物不得少于26.0%,6-姜辣素含量不得少于0.3%。

【炮制作用】

干姜味辛,性热,归脾、胃、肾、心、肺经,具有温中散寒、回阳通脉、燥湿消痰的功能。干姜能守能走,故对中焦寒邪偏盛而兼湿者以及寒饮伏肺的喘咳颇为适宜;又因本品力速而作用较强,故用于回阳救逆时效果甚佳,常用于脘腹冷痛、呕吐泄泻、肢冷脉微、痰饮喘咳等病症。炮姜味苦、辛,性热,归脾、胃、肾经,具有温中散寒、温经止血的功能,辛燥之性较干姜弱,温里之力不如干姜迅猛,但作用缓和持久，且长于温中止痛、止泻和温经止血，可用于中气虚寒的腹痛、腹泻和虚寒性出血。姜炭味苦、涩，性温，归脾、肝经，辛味消失，守而不走，长于止血温经，温经作用弱于炮姜，固涩止血作用强于炮姜，可用于各种虚寒性出血病症，尤宜于出血较急、出血量较多者。

【储存】

本品需储存于干燥容器内，密闭，置通风干燥处。

牡丹皮

【处方用名】

牡丹皮、牡丹皮炭。

【来源】

本品为毛茛科植物牡丹 *Paeonia suffruticosa* Andr. 的干燥根皮，秋季采挖根部，除去细根，剥取根皮，晒干。

【炮制方法】

(1)牡丹皮：取原药材，除去杂质，抢水洗净，润透，切薄片，干燥，筛去碎屑。

(2)牡丹皮炭：取净牡丹皮片，置炒制容器内，用中火加热，炒至表面呈黑褐色、内部呈黄褐色，喷淋少许清水，灭尽火星，取出晾干，筛去碎屑。

【质量要求】

(1)牡丹皮：呈圆形或卷曲型薄片；连丹皮(未刮去外皮者)外表面呈灰褐色或黄褐色，栓皮脱落处呈粉红色；刮丹皮(刮去外皮者)外表面呈红棕色或淡灰黄色，内表面有时可见发亮的结晶；切面呈淡粉红色，粉性；气芳香，味微苦而涩。牡丹皮饮片含水分不得超过13.0%，总灰分不得超过5.0%，醇溶性浸出物不得少于15.0%，含丹皮酚不得少于1.2%。

(2)牡丹皮炭：本品形如牡丹皮，呈黑褐色，气香，味微苦而涩。

【炮制作用】

牡丹皮味苦、辛，性微寒，归心、肝、肾经，具有清热凉血、活血散瘀的功能。生牡丹皮长于清热凉血、活血散瘀，可用于温毒发斑或发疹、阴虚发热、无汗骨蒸、肠痈、痈肿疮毒、肝火头痛、经闭、痛经、跌打损伤等病症。牡丹皮炭清热凉血作用较弱，具有止血凉血作用，常用于血热出血等病症。

【储存】

牡丹皮需储存于干燥容器内，牡丹皮炭应密闭储存；置阴凉干燥处。

蒲 黄

【处方用名】

蒲黄、生蒲黄、炒蒲黄、蒲黄炭。

【来源】

本品为香蒲科植物水烛香蒲 *Typha angustifolia* L.、东方香蒲 *Typha orientalis* Presl 或同属植物的干燥花粉，夏季采收蒲棒上部的黄色雄花序，晒干后碾轧，筛取花粉，剪取雄花后，晒干，成为带有雄花的花粉，即为草蒲黄。

【炮制方法】

(1)蒲黄：取原药材，揉碎结块，除去花丝及杂质。

(2)蒲黄炭：取净蒲黄，置炒制容器内，用中火加热，炒至棕褐色，喷淋少许清水，灭尽火星，取出晾干。因蒲黄为花粉类药物，质轻松，故炒制时火力不可过大，出锅后应摊晾散热，防止复燃，检查确已凉透后，方能收贮；如喷水较多，则须晾干，以免发霉。

【质量要求】

(1)蒲黄：为黄色粉末；体轻，放水中会漂浮于水面；手捻有滑腻感，黏手而不成团；气微，味淡。蒲黄饮片含杂质不得超过10.0%，含水分不得超过13.0%，总灰分不得超过10.0%，酸不溶性灰分不得超过4.0%，醇溶性浸出物不得少于15.0%，含异鼠李素－3－O－新橙皮糖苷和香蒲新苷的总量不得少于0.5%。

(2)蒲黄炭：形如蒲黄，表面呈棕褐色或黑褐色；气焦香，味微苦、涩。蒲黄炭含醇溶性浸出物不得少于11.0%。

【炮制作用】

蒲黄味甘，性平，归肝、心包经，具有行血化瘀、利尿通淋的功能，可用于瘀血阻滞的心腹疼痛、痛经、产后瘀血疼痛、跌打损伤、血淋涩痛等病症。蒲黄炭性涩，止血作用增强，常用于咯血、吐血、衄血、尿血、便血、崩漏及外伤出血等病症。

【储存】

本品需储存于干燥容器内，密闭，置通风干燥处，防蛀。

二、加辅料炒法

将净制或切制后的药物与固体辅料同炒的方法，称为加辅料炒法。

加辅料炒的主要目的是降低毒性、缓和药性、增强疗效和矫臭矫味等。同时，某些辅料具有中间传热的作用，能使药物受热均匀，炒后的饮片色泽一致，外观质量好。

常用的加辅料炒法有麸炒、米炒、土炒、砂炒、蛤粉炒、滑石粉炒等。

（一）麸炒

将净制或切制后的药物用麦麸熏炒的方法，称为麸炒。麸炒又称为麦麸炒或麸皮炒。炒制药物时所用的麦麸为未制者，称为净麸炒或清麸炒；麦麸经用蜂蜜、红糖制过者，则分别称为蜜麸炒、糖麸炒。

麦麸味甘，性平，具有和中作用。明代《本草蒙筌》有"麦麸皮制抑酷性勿伤上膈"的记载，故常用麦麸炒制补脾胃或作用强烈及有腥味的药物。

1. 目的

（1）增强疗效，常用于山药、白术、芡实等。

（2）缓和药性，常用于苍术、枳实、薏苡仁等。

（3）矫臭矫味，常用于僵蚕等。

2. 操作方法

（1）净麸炒：先用中火或武火将锅烧热，再将麦麸均匀撒入热锅中，至起烟时投入药物，快速均匀翻动并适当控制火力，炒至药物表面呈黄色或深黄色时取出，筛去麦麸，放凉。麦麸用量一般为每100kg药物用麦麸10~15kg。

（2）蜜麸炒：先用中火或武火将锅烧热，再将蜜麸均匀撒入热锅中，至起烟时投入药物，快速均匀翻动并适当控制火力，炒至药物表面呈金黄色或老黄色时取出，筛去麦麸，放凉。蜜麸用量一般为每100kg 药物用蜜麸 10kg。

蜜麸的制备方法：将麸皮与熟蜜（加适量开水稀释）拌匀，搓散，过筛，干燥至不黏手为度，过筛，放凉，储藏，备用。每 100kg 麸皮用熟蜜 20~30kg。

（3）糖麸炒：先用中火或武火将锅烧热，再将糖麸均匀撒入热锅中，至起烟时投入药物，快速均匀翻动并适当控制火力，炒至药物表面颜色加深时取出，筛去糖麸，放凉。糖麸用量一般为每 100kg 药物用糖麸 10kg。

糖麸的制备方法：将红糖（或砂糖）放入锅内，加水溶解（糖、水比例为 2：1），加热至满锅呈鱼眼泡时，加入麦麸，炒至亮黄色略黏手（手捏为团，揉之即散）为度，过筛，放凉，储藏，备用。每 100kg 麸皮用红糖（或砂糖）30~40kg。

3. 注意事项

（1）辅料用量要适当：麦麸量少则烟气不足，达不到熏炒要求；麦麸量多，则会造成浪费。

（2）注意火力适当：麸炒一般用中火，并要求火力均匀；锅要预热好，可先取少量麦麸预试，以"麸下烟起"为度。

（3）麦麸要均匀撒布于热锅中，待起烟时投药。

（4）麸炒药物要求干燥，以免药物黏附焦化麦麸。

（5）麸炒药物达到标准时要迅速出锅，以免造成炮制品发黑、火斑过重等现象。

薏苡仁

【处方用名】

薏苡仁、炒薏苡仁、麸炒薏苡仁。

【来源】

本品为禾本科植物薏苡 *Coix lacryma-jobi* L. var. mayuen（Roman.）Stapf 的干燥成熟种仁，秋季果实成熟时采割植株，晒干，打下果实，再次晒干，除去外壳、黄褐色种皮及杂质，收集种仁。

【炮制方法】

（1）薏苡仁：取原药材，除去杂质。

（2）炒薏苡仁：取净薏苡仁，置炒制容器内，用中火加热，炒至表面呈黄色、略鼓起时取出。

（3）麸炒薏苡仁：先将锅烧热，撒入麦麸，即刻烟起，再投入薏苡仁，迅速拌炒至微黄色，微鼓起时取出，筛去麦麸。每100kg薏苡仁用麦麸15kg。

【质量要求】

（1）薏苡仁：呈宽卵形或长椭圆形；表面呈乳白色、光滑，偶有残存的黄褐色种皮；一端钝圆，另一端较宽而微凹，有一淡棕色点状种脐；背面圆凸，腹面有一条较宽而深的纵沟；质坚实，断面呈白色，粉性；气微，味微甜。薏苡仁饮片含杂质不得超过1.0%，含水分不得超过15.0%，总灰分不得超过2.0%，醇溶性浸出物不得超过5.5%，含甘油三油酸酯不得少于0.5%。

（2）炒薏苡仁：形如薏苡仁，微鼓起，表面呈淡黄色，略有焦斑和突起。

（3）麸炒薏苡仁：形如薏苡仁，微鼓起，表面呈微黄色，略有香气。麸炒薏苡仁含水分不得超过12.0%，总灰分、醇溶性浸出物同生品，含甘油三油酸酯不得少于0.4%。

【炮制作用】

薏苡仁味甘、淡，性凉，归脾、胃、肺经，具有利水渗湿、健脾止泻、除痹、排脓、解毒散结的功能，可用于水肿、脚气、小便不利、脾虚泄泻、湿痹拘挛、肺痈、肠痈、赘疣、癌肿等病症。生品偏寒凉，长于利水渗湿、清热排脓、除痹止痛，可用于小便不利、水肿、脚气、肺痈、肠痈、风湿痹痛、筋脉挛急及湿温病在气分。炒薏苡仁或麸炒薏苡仁寒凉之性偏于平和，长于健脾止泻，可用于脾虚泄泻、纳少腹胀等病症。

【储存】

本品需储存于干燥容器内，密闭，置通风干燥处，防蛀。

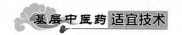

僵 蚕

【处方用名】

僵蚕、炒僵蚕。

【来源】

本品为蚕蛾科昆虫家蚕 *Bombyx mori* Linnaeus 4～5 龄的幼虫感染（或人工接种）白僵菌 *Beauveria bassiana*（Bals.）Vuillant 而致死的干燥体，多于春、秋季生产，将感染白僵菌病死的蚕干燥。

【炮制方法】

（1）僵蚕：取原药材，除去杂质及残丝，洗净，晒干。

（2）麸炒僵蚕：先用中火将锅烧热，均匀撒入定量麦麸，待起烟时加入净僵蚕，急速翻炒至表面呈黄色时出锅，筛去麸皮，放凉。每100kg 僵蚕用麦麸 10kg。

【质量要求】

（1）僵蚕：略呈圆柱形，多弯曲皱缩，表面呈灰黄色；被有白色粉霜，质硬而脆，易折断；断面呈棕黄色，有光泽；气微腥，味微咸。僵蚕醇溶性浸出物不得少于 20.0%。

（2）麸炒僵蚕：表面呈黄色，偶有焦黄斑，腥气减弱。

【炮制作用】

僵蚕味咸、辛，性平，归肝、肺、胃经，具有祛风定惊、化痰散结的功能。僵蚕辛散之力较强，药力较猛，可用于惊痫抽搐、风疹瘙痒、肝风头痛等病症。麸炒僵蚕疏风解表之力稍减，长于化痰散结，可用于瘰疬痰核、中风失音等病症，同时有助于除去生僵蚕虫体上的菌丝和分泌物、矫正气味、便于粉碎和服用。

【储存】

本品需储存于干燥容器内，置通风干燥处，防蛀。

（二）米炒

将净制或切制后的药物与米同炒的方法，称为米炒。

米炒药物一般以糯米为佳，有些地区用陈仓米，现通常用大米。大米甘、平，可健脾和中、除烦止渴，如《修事指南》载："米制润燥而泽。"

1. 目的

(1)增强药物的健脾止泻作用，常用于党参等。

(2)降低药物的毒性，常用于红娘子、斑蝥。

(3)矫正不良气味，常用于昆虫类药物。

2. 操作方法

先将锅烧热，加入定量的米，用中火炒至冒烟时，投入药物，拌炒至一定程度，取出，筛去米，放凉；或者先将锅烧热，撒上浸湿的米，使其平贴锅上，用中火加热炒至米冒烟时投入药物，轻轻翻动米上的药物，至所需程度取出，筛去米，放凉。米的用量一般为每100kg药物用米20kg。

3. 注意事项

炒制昆虫类药物时，一般以米的色泽观察火候，炒至米变焦黄或焦褐色为度。炒制植物类药物时，观察药物色泽变化，以炒至黄色为度。

党　参

【处方用名】

党参、炒党参、炙党参。

【来源】

本品为桔梗科植物党参 *Codonopsis pilosula*(Franch.) Nannf.、素花党参 *Codonopsis pilosula* Nannf. var. *modesta*(Nannf.) L. T. Shen 或川党参 *Codonopsis tangshen* Oliv. 的干燥根，秋季采挖，洗净，晒干。

【炮制方法】

(1)党参：取原药材，除去杂质，洗净，润透，切厚片，干燥。

(2)米炒党参：将大米置热的炒药锅内，用中火加热至米冒烟时，投入党参片拌炒，至党参呈黄色时取出，筛去米，放凉。每100kg党参片用米20kg。

【质量要求】

(1)党参：呈椭圆形或类圆形的厚片，外表皮呈淡黄白色至黄棕色，有纵皱纹，切面皮部呈黄白色或黄棕色，木部呈淡黄色，有裂隙或放射性纹理；有特殊香气，味微甜。党参饮片含水分不得超过16.0%，总灰分不得超过5.0%，醇溶性浸出物不得少于55.0%。

（2）米炒党参：形如党参，表面呈老黄色，偶有焦斑，具香气，余同生党参片。米炒党参含水分不得超过10.0%，总灰分、醇溶性浸出物同生品。

【炮制作用】

党参味甘，性平，归脾、肺经，具有补中益气、健脾益肺的功能。党参擅长益气生津，常用于气津两伤或气血两亏之证。米炒党参气变清香，能增强和胃、健脾止泻作用，多用于脾胃虚弱、食少、便溏等病症。

【储存】

本品需储存于干燥容器内，防蛀。

（三）土炒

将净选或切制后的药物与灶心土（伏龙肝）拌炒的方法，称为土炒。土炒亦有用黄土、赤石脂炒者。

1. 目的

灶心土味辛，性温，能温中燥湿、止呕、止泻，明代《本草蒙筌》有"陈壁土制，窃真气骤补中焦"的记载，故常用来炮制补脾止泻的药物，如山药等。

2. 操作方法

将灶心土研成细粉，置于锅内，用中火加热，炒至土呈灵活状态时投入净药物，翻炒至药物表面均匀挂上一层土粉，并透出香气时取出，筛去土粉，放凉。土的用量一般为每100kg药物用土粉25~30kg。

3. 注意事项

（1）灶心土呈灵活状态时投入药物后，要适当调节火力，一般用中火，以防止将药物烫焦。

（2）用土炒制同种药物时，土可连续使用，若土色变深时，应及时更换新土。

山 药

【处方用名】

山药、怀山药、土炒山药、炒山药。

【来源】

本品为薯蓣科植物薯蓣 *Dioscorea opposita* Thunb. 的干燥根茎，冬季茎叶枯萎后采挖，切去根头，洗净，除去外皮及须根，干燥，或趁鲜切厚片，干燥；也有选择肥大顺直的干燥山药，置清水中，浸至无干心，闷透，切齐两端，用木板搓成圆柱状，晒干，打光，习称"光山药"。

【炮制方法】

(1)山药：取原药材，除去杂质，按大小分档，洗净，润透，切厚片，干燥，筛去碎屑。

(2)土炒山药：先将土粉置锅内，用中火加热至灵活状态，再投入山药片拌炒，至表面均匀挂土粉时取出，筛去土粉，放凉。每100kg山药片用灶心土30kg。

注意事项：山药切片以春、秋季为宜，在切制水处理过程中，为防止发黏变质，切片后宜及时干燥；由于土经加热后会逐渐变色，因此炒山药的土稍显黑色时应及时换新土，以保持药色美观。

【质量要求】

(1)山药：呈类圆形厚片，表面呈白色或淡黄色，周边显浅黄白色；质地坚硬，粉性；无臭，味淡、微酸。山药饮片含水分不得超过16.0%，总灰分不得超过2.0%，水溶性浸出物不得少于4.0%。

(2)土炒山药：表面呈土红色，粘有土粉，偶见焦斑，略具焦香气。

【炮制作用】

山药味甘，性平，归脾、胃、肾经，具有补脾益胃、生津益肺、补肾涩精的功能。山药以补肾生精、益肺阴为主，可用于肾虚遗精及尿频、肺虚喘咳、阴虚消渴等病症。土炒山药以补脾止泻为主，可用于脾虚久泻或大便溏泻等病症。

【储存】

本品需储存于干燥容器内，置通风干燥处，防蛀，防潮，防鼠。

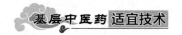

白 术

【处方用名】

白术、土炒白术。

【来源】

本品为菊科植物白术 *Atractylodes macrocephala* Koidz. 的干燥根茎，冬季下部叶枯黄、上部叶变脆时采挖，除去泥沙，烘干或晒干，再除去须根。

【炮制方法】

(1) 白术：取原药材，除去杂质，用水洗净，润透，切厚片，干燥，筛去碎屑。

(2) 土炒白术：先将土置锅内，用中火加热，炒至土呈灵活状态时投入白术片，炒至白术表面均匀挂上土粉时取出，筛去土粉，放凉。每 100kg 白术片用灶心土 25kg。

【质量要求】

(1) 白术：呈不规则厚片，外表皮呈灰棕色或灰黄色，粗糙不平，有皱纹和瘤状突起；切面呈黄白色至淡棕色，散生棕黄色的点状油室；木部有放射状纹理；质坚实，气清香，味甘、微辛，嚼之略带黏性。白术饮片含水分不得超过 15.0%，总灰分不得超过 5.0%，色度与黄色 9 号标准比色液比较不得更深，醇溶性浸出物不得少于 35.0%。

(2) 土炒白术：表面呈杏黄土色，附有细土末，有土香气。

【炮制作用】

白术味苦、甘，性温，归脾、胃经，具有健脾益气、燥湿利水、止汗、安胎的功能。白术以健脾燥湿、利水消肿为主，可用于痰饮、水肿及风湿痹痛等病症。土炒白术，借土气助脾，补脾止泻力强，可用于脾虚食少、泄泻便溏、胎动不安等病症。

【储存】

本品需储存于干燥容器内，置于阴凉干燥处，防霉。

(四) 砂炒

将净选或切制后的药物与热砂共同拌炒的方法，称为砂炒法，亦称砂烫法。砂作为中间传热体，由于质地坚硬、传热较快、与药材接触面积较大，因此用砂炒药物，可使药物受热均匀。又因砂炒火力强、温度高，故多用于炒制质地坚硬的药材。

1. 目的

(1)增强疗效，便于调剂和制剂，常用于狗脊等。

(2)降低毒性，常用于马钱子等。

(3)便于去毛，常用于骨碎补等。

(4)矫臭矫味，常用于鸡内金、紫河车等。

2. 制砂方法

(1)制普通砂：选用颗粒均匀的洁净河砂，先筛去粗砂粒及杂质，再置锅内用武火加热翻炒，以除净其中夹杂的有机物及水分等，取出晾干，备用。

(2)油砂的制备：取筛去粗砂和细砂的中粗河砂，用清水洗净泥土，干燥后置锅内加热，加入1%～2%的食用植物油拌炒至油尽烟散、砂的色泽均匀加深时取出，放凉备用。

3. 操作方法

取制过的砂置炒制容器内，用武火加热至滑利状态，容易翻动时，投入药物，不断用砂掩埋、翻动，至药材质地酥脆或鼓起、外表呈黄色或较原色加深时取出，筛去砂，放凉；或趁热投入醋中略浸，取出，干燥即得。砂的用量以能掩盖所加药材为度。

4. 注意事项

(1)用过的河砂可反复使用，但需将残留在其中的杂质除去。炒过毒性药物的砂不可再炒其他药物。

(2)若反复使用油砂时，每次用前均需添加适量油拌炒后再用。

(3)砂炒温度要适中，温度过高时可用添加冷砂或减小火力等方法调节。砂量也应适宜，量过大易产生积热，使砂温过高，反之砂量过少，药物受热不均匀，易烫焦，也会影响炮制品质量。

(4)砂炒时，一般使用武火，由于温度较高，因此操作时翻动要勤，成品出锅要快，并立即将砂筛去。有需醋浸淬的药物，砂炒后应趁热浸淬，干燥。

骨碎补

【处方用名】

骨碎补、制骨碎补、烫骨碎补。

【来源】

本品为水龙骨科植物槲蕨 *Drynaria fortunei*(Kunze) J. Sm. 的干燥根茎，全年均可采挖，除去泥沙，干燥，或再燎去茸毛(鳞片)。

【炮制方法】

(1)骨碎补：取原药材，除去杂质，洗净，润透，切厚片，干燥，筛去碎屑。

(2)砂炒骨碎补：取砂置炒制容器内，用武火加热至滑利状态，容易翻动时，投入骨碎补片，不断翻动，炒至鼓起时取出，筛去砂，放凉，撞去毛。

【质量要求】

(1)骨碎补：为不规则的厚片，表面呈深棕色至棕褐色，常残留细小棕色的鳞片，有的可见圆形的叶痕；切面呈红棕色，黄色的维管束呈点状排列成环；气微，味淡、微涩。骨碎补饮片含水分不得超过14.0%，总灰分不得超过7.0%。醇溶性浸出物不得少于16.0%，柚皮苷不得少于0.5%。

(2)砂炒骨碎补：膨大鼓起，质轻、酥松；表面呈棕褐色或焦黄色，无鳞叶；断面呈淡棕褐色或淡棕色；味微涩，气香。

【炮制作用】

骨碎补味苦，性温，归肝、肾经，具有疗伤止痛、补肾强骨的功能。骨碎补因密被鳞片，不易除净，且质地坚硬而韧，不利于粉碎和煎煮出有效成分，故临床多用其炮制品。砂炒骨碎补质地松脆，易于除去鳞片，便于调剂和制剂，并有利于煎出有效成分，以补肾强骨、续伤止痛为主。

【储存】

本品需储存于干燥容器内，置通风干燥处。

鸡内金

【处方用名】

鸡内金、炒鸡内金、焦鸡内金、醋鸡内金。

【来源】

本品为雉科动物家鸡 *Gallus gallus domesticus* Brisson 的干燥沙囊内壁。杀鸡后，取出鸡肫，立即剥下内壁，洗净，干燥。

【炮制方法】

(1)鸡内金：取原药材，除去杂质，洗净，干燥。

(2)炒鸡内金：将净鸡内金置热锅内，用中火加热，炒至表面呈焦黄色时取出，放凉。

(3)砂炒鸡内金：取砂置炒制容器内，用中火加热至滑利状态，容易翻动时，投入大小一致的鸡内金，不断翻动，炒至鼓起卷曲、酥脆、呈淡黄色时取出，筛去砂子，放凉。需要注意的是，砂炒鸡内金宜用中火，选用中粗河砂进行炒制，否则成品会出现粘砂现象。

【质量要求】

(1)鸡内金：呈不规则的卷状片，表面呈黄色、黄褐色或黄绿色，片薄而半透明，具有明显的条状皱纹；质脆，易碎，断面呈角质样；气微腥，味微苦。

(2)炒鸡内金：表面呈暗黄褐色至焦黄色，若用放大镜观察，显颗粒状或微细泡状；轻折即断，断面有光泽。

(3)砂炒鸡内金：呈灰黄色，鼓起或微鼓起，略有焦斑，质松脆，易碎。

【炮制作用】

鸡内金味甘，性平，归脾、胃、小肠、膀胱经，具有健胃消食、涩精止遗、通淋化石的功能。鸡内金长于攻积、通淋化石，可用于泌尿系结石和胆道结石。炒鸡内金和砂炒鸡内金质地酥脆，便于粉碎，矫正了不良气味，并能增强健脾消积的作用，可用于消化不良、食积不化、脾虚泄泻及小儿疳积。

【储存】

本品需储存于干燥容器内，置阴凉干燥处，防蛀。

（姚进龙）

第三十二章

炙 法

　　将净选或切制后的药物加入定量的液体辅料拌炒，使辅料逐渐渗入药物组织内部的炮制方法，称为炙法。

　　药物吸入辅料，经加热炒制后，在性味、功效、作用趋向、归经和理化性质方面均能发生某些变化，可产生降低毒性、抑制偏性、增强疗效、矫臭矫味、使有效成分易于溶出等作用，从而最大限度地发挥疗效。

　　炙法与加辅料炒法在操作方法上基本相似，但二者又略有区别。加辅料炒法使用固体辅料，掩埋翻炒使药物受热均匀或黏附表面共同入药；而炙法则是用液体辅料，拌匀闷润使辅料渗入药物内部发挥作用。加辅料炒的温度较高，一般用中火或武火，在锅内翻炒时间较短，药物表面颜色变黄或加深；炙法所用温度较低，一般用文火，在锅内翻炒时间稍长，以药物炒干为宜。炙法根据所用辅料的不同，可分为酒炙法、醋炙法、盐炙法、姜炙法、蜜炙法、油炙法等。

一、酒炙法

　　将净选或切制后的药物加入定量黄酒拌炒的方法，称为酒炙法。黄酒味甘、辛，性大热，气味芳香，能升能散，宣行药势，具有活血通络、祛风散寒、矫臭去腥的作用，故酒炙法多用于活血散瘀药、祛风通络药及动物类中药。

1. 目的

（1）改变药性，引药上行，常用于大黄、黄连、黄柏等。

（2）增强活血通络作用，常用于当归、川芎、桑枝等。

（3）矫臭去腥，常用于乌梢蛇、蕲蛇、紫河车等。

2. 操作方法

（1）先拌酒，后炒药：将净制或切制后的药物与定量黄酒拌匀，稍闷润，待黄酒被吸尽后，置炒制容器内，用文火炒干，取出晾凉。此法适用于质地较坚实的根及根茎类药物，如黄连、川芎、白芍等。

（2）先炒药，后加酒：先将净制或切制后的药物置炒制容器内，加热至一定程度，再喷洒定量黄酒炒干，取出晾凉。此法多用于质地疏松的药物，如五灵脂。

酒炙法一般多采用第一种方法，因第二种方法不易使酒渗入药物内部，加热翻炒时酒易迅速挥发，所以一般少用，只有个别药物使用此法。

酒炙时，除另有规定外，一般使用黄酒。黄酒的用量一般为每100kg 药物用黄酒 10～20kg。

3. 注意事项

（1）加黄酒拌匀、闷润过程中，容器上面应加盖，以免黄酒挥发。

（2）若黄酒的用量较少，不易与药物拌匀时，可先将黄酒加适量水稀释后，再与药物拌润。

（3）药物在加热炒制时火力不宜过大，一般用文火，勤加翻动，炒至近干、颜色加深时即可取出，晾凉。

黄 连

【处方用名】

黄连、酒炙黄连、姜黄连。

【来源】

本品为毛茛科植物黄连 *Coptis chinensis* Franch、三角叶黄连 *Coptis deltoidea* C. Y. Cheng et Hsiao 或云连 *Coptis teeta* Wall. 的干燥根茎。以上三种药材分别习称"味连""雅连""云连"。秋季采挖，除去须根及泥

沙，干燥，撞去残留须根。

【炮制方法】

(1)黄连：取原药材，除去杂质，抢水洗净，润透，切薄片，干燥，筛去碎屑，或用时捣碎。

(2)酒炙黄连：取黄连片，加入定量黄酒拌匀，稍闷润，待酒被吸尽后，置炒制容器内，用文火加热，炒干，取出晾凉，筛去碎屑。每100kg黄连片用黄酒12.5kg。

【质量要求】

(1)黄连：呈不规则的薄片或碎块，显黄色；周边呈暗黄色，粗糙，附有残存细小须根；质坚硬，气微，味极苦。黄连饮片含水分均不得超过12.0%，总灰分不得超过3.5%，醇溶性浸出物不得少于5.0%，含小檗碱(以盐酸小檗碱计)不得少于5.0%，含表小檗碱、黄连碱、巴马汀的总量(以盐酸小檗碱计)不得少于3.3%。

(2)酒炙黄连：形如黄连，表面色泽加深，味苦，略具酒气。酒黄连饮片含水分、总灰分、醇溶性浸出物、小檗碱含量以及表小檗碱、黄连碱与巴马汀总量同生品。

【炮制作用】

黄连味苦，性寒，归心、肝、胃、大肠经，具有泻火解毒、清热燥湿的功能，可用于湿热痞满、呕吐、泻痢、黄疸、高热神昏、心火亢盛、心烦不寐、血热吐衄、目赤、吞酸、牙痛、消渴、痈肿疔疮、湿疹、湿疮、耳道流脓等病症。酒炙黄连能引药上行，缓其寒性，善清头目之火。

【储存】

生品需储存于干燥容器内，炮制品需密闭储存；置阴凉干燥处，防潮。

大　黄

【处方用名】

大黄、生大黄、酒炙大黄、醋大黄、熟大黄、大黄炭。

【来源】

本品为蓼科植物掌叶大黄 *Rheum palmatum* L.、唐古特大黄 *Rheum*

tanguticum Maxim. ex Balf. 或药用大黄 *Rheum officinale* Baill. 的干燥根及根茎。

【炮制方法】

（1）大黄：取原药材，除去杂质，按大小分开，洗净，捞出，淋润至软后，切厚片或小方块，晾干或低温干燥，筛去碎屑。

（2）酒炙大黄：取大黄片或块，用黄酒喷淋拌匀，稍闷润，待黄酒被吸尽后，置炒制容器内，用文火炒干，色泽加深时取出晾凉，筛去碎屑。每 100kg 大黄片或块用黄酒 10kg。

（3）熟大黄：取大黄片或块，用黄酒拌匀，闷润至黄酒被吸尽，入炖药罐内或适宜蒸制容器内，密闭，隔水炖或蒸至大黄内外均呈焦黑色时，取出，干燥。每 100kg 大黄片或块用黄酒 30kg。

（4）清宁片：取大黄片或块，置煮制容器内，加水超过药面，用武火加热，煮烂时，加入黄酒（100∶30）搅拌，再煮成泥状，取出晒干，粉碎，过 100 目筛，取细粉，再与黄酒、熟蜜混合成团块状，置笼屉内蒸至透，取出揉匀，搓成直径约 14mm 的圆条，于 50～55℃低温干燥，烘至七成干时，装入容器内，闷约 10 天，至内外湿度一致、手摸有挺劲时取出，切厚片，晾干，筛去碎屑。每 100kg 大黄片或块用黄酒 75kg、熟蜜 40kg。

【质量要求】

（1）大黄：为不规则厚片或块，呈黄棕色或黄褐色，中心有纹理，微显朱砂点，习称"锦纹"；质轻，气清香，味苦而微涩。

（2）酒炙大黄：形如大黄片或块，表面呈深棕色或棕褐色，偶有焦斑，内部呈浅棕色，质坚实；略具酒香气。

（3）熟大黄：形如大黄片或块，表面呈黑褐色，质坚实；有特异芳香气，味微苦。

（4）清宁片：为圆形厚片，呈乌黑色；有香气，味微苦、甘。

【炮制作用】

大黄味苦，性寒，归脾、胃、大肠、肝、心经，生大黄苦寒沉降，气味重浊，走而不守，直达下焦，泻下作用峻烈，具有攻积导滞、泻火解毒的功能，可用于实热便秘、高热、谵语、发狂、吐血、衄血、湿热黄疸、跌打瘀肿、血瘀经闭、产后瘀阻腹痛、痈肿疔毒，外治烧烫伤等病症。酒炙大黄苦寒泻下作用稍缓，并借黄酒升提之性引药上行，善清上焦血分热毒，可用于目赤咽肿、齿龈肿痛等病症。熟大黄经酒蒸后，泻下作用缓和，腹痛之副作用减轻，并能增强活血祛瘀之功。清宁片泻下作用缓和，具缓泻而不伤气、逐瘀而不败正之功，适用于饮食停滞、口燥舌干、大便秘结之年老、体弱者及久病患者。

【储存】

生品需储存于干燥容器内，炮制品需密闭储存；置阴凉干燥处，防蛀。

益母草

【处方用名】

益母草、酒炙益母草。

【来源】

本品为唇形科植物益母草 *Leonurus japonicus* Houtt. 的新鲜或干燥地上部分。鲜品春季幼苗期至初夏花前期采割，干品夏季茎叶茂盛、花未开或初开时采割；晒干或切段晒干。

【炮制方法】

(1)鲜益母草：取鲜药材，除去杂质，迅速洗净。

(2)干益母草：取原药材，除去杂质，切去残根，迅速洗净，略润，切段，干燥。

(3)酒炙益母草：取净干益母草段，喷洒定量黄酒，拌匀，稍闷润，待酒被吸尽后，置炒制容器内，用文火加热，炒干，取出晾凉。每100kg益母草段用黄酒15kg。

【质量要求】

(1)鲜益母草：幼苗期无茎，基生叶呈圆心形，边缘有5~9浅裂，每裂片有2~3钝齿；花前期茎呈方柱形，上部多分枝，四面凹下成纵沟；表面呈青绿色；质鲜嫩，断面中部有髓；叶交互对生，有柄；叶片呈青绿色，质鲜嫩，揉之有汁；下部茎生叶掌状3裂，上部叶羽状深裂或浅裂成3片，裂片全缘或具少数锯齿；气微，味微苦。

(2)干益母草：呈不规则的段；茎呈方形，四面凹下成纵沟，呈灰绿色或黄绿色；切面中部有白髓；叶片呈灰绿色，多皱缩、破碎；轮伞花序腋生，花呈黄棕色，花萼呈筒状，花冠呈二唇形；气微，味微苦。干益母草饮片水溶性浸出物不得少于 12.0%，盐酸水苏碱不得少于 0.4%，盐酸益母草碱不得少于 0.04%。

（3）酒炙益母草：形如干益母草段，表面色泽加深，偶见焦斑，略具酒气。

【炮制作用】

益母草味苦、辛，性微寒，临床多生用或鲜用，具有活血调经、利水消肿的功能，可用于月经不调、痛经、经闭、恶露不尽、水肿尿少、急性肾炎水肿及疔疮乳痈等病症。酒炙益母草寒性缓和，活血祛瘀、调经止痛作用增强，多用于月经不调、恶露瘾痕、瘀滞作痛及跌打伤痛等病症。

【储存】

本品需储存于干燥容器内，置通风干燥处，防潮。

川　芎

【处方用名】

川芎、酒炙川芎。

【来源】

本品为伞形科植物川芎 *Ligusticum chuanxiong* Hort. 的干燥根茎，夏季当茎上的节盘显著突出并略带紫色时采挖，除去泥沙，晒后烘干，再去须根。

【炮制方法】

（1）川芎：取原药材，除去杂质，按大小分开，洗净，用水泡至指甲能掐入外皮为度，取出，润透，切薄片，干燥，筛去碎屑。

（2）酒炙川芎：取川芎片，加入定量黄酒拌匀，稍闷润，待酒被吸尽后，置炒制容器内，用文火加热，炒至棕黄色时，取出晾凉，筛去碎屑。每 100kg 川芎片用黄酒 10kg。

需要注意的是，本品含挥发油，在闷润时应注意检查，防止出油变质，并忌高温干燥。

【质量要求】

（1）川芎：为不规则的厚片，外表皮呈黄褐色，有皱缩纹；切面呈黄白色或灰黄色，具有明显波状环纹或多角形纹理，散有黄棕色油点；质坚实；气浓香，味苦、辛，微甜。川芎饮片含水分不得超过 12.0％，总灰分不得超过 6.0％，醇溶性浸出物不得少于 12.0％，阿魏酸不得少于 0.1％。

(2)酒炙川芎：形如川芎片，色泽加深，偶见焦斑，质坚脆，略具酒气。

【炮制作用】

川芎味辛，性温，归肝、胆、心包经，具有活血行气、祛风止痛的功能，临床多生用，可用于月经不调、经闭痛经、癥瘕腹痛、胸胁刺痛、跌打肿痛、头痛、风湿痹痛等病症。酒炙川芎能引药上行，增强活血行气止痛的作用，多用于血瘀头痛、偏头痛、风寒湿痹痛、产后瘀阻腹痛等病症。

【储存】

本品需储存于干燥容器内，密闭，置阴凉干燥处，防霉，防蛀。

白　芍

【处方用名】

白芍、炒白芍、酒炙白芍、醋白芍、土炒白芍。

【来源】

本品为毛茛科植物芍药 *Paeonia lactiflora* Pall. 的干燥根，夏、秋二季采挖，洗净，除去头尾及细根，置沸水中煮后除去外皮或去皮后再煮，晒干。

【炮制方法】

(1)白芍：取原药材，除去杂质，按大小条分开，洗净，浸泡至六七成透，取出闷润至透，切薄片，干燥，筛去碎屑。

(2)酒炙白芍：取白芍片，加入定量黄酒拌匀，稍闷润，待酒被吸尽后，置炒制容器内，用文火加热，炒干，取出晾凉，筛去碎屑。每100kg 白芍片用黄酒 10kg。

【质量要求】

(1)白芍：呈类圆形薄片；表面呈淡棕红色或类白色，平滑；切面类白色或微带棕红色，形成层环明显，可见稍隆起的筋脉纹呈放射状排列；气微，味微苦、酸。白芍饮片含水分不得超过 14.0％，总灰分不得超过 4.0％，水溶性浸出物不得少于 22.0％，芍药苷不得少于 1.2％。

（2）酒炙白芍：形如白芍片，表面呈微黄色或淡棕黄色，有的可见焦斑；微有酒香气。酒炙白芍饮片水溶性浸出物不得少于 20.5％，含水分、总灰分、芍药苷含量同生品。

【炮制作用】

白芍味苦、酸，性微寒，归肝、脾经，具有泻肝火、平抑肝阳、养阴除烦功能，多用于肝阳上亢、头痛、眩晕、耳鸣、阴虚发热、烦躁易怒等病症。酒炙白芍酸寒伐肝之性降低，入血分，善于调经止血、柔肝止痛，可用于肝郁血虚、胁痛腹痛、月经不调、四肢挛痛等病症。

【储存】

本品需储存于干燥容器内，密闭，置阴凉干燥处，防潮，防蛀。

当 归

【处方用名】

当归、当归头、当归身、当归尾、全当归、酒炙当归、土炒当归、当归炭。

【来源】

本品为伞形科植物当归 *Angelica sinensis*（Oliv.）Diels 的干燥根，秋末采挖，除去须根及泥沙，待水分稍蒸发后，捆成小把，上棚，用烟火慢慢熏干。

【炮制方法】

（1）当归（全当归）：取原药材，除去杂质，洗净，润透，切薄片，晒干或低温干燥。

（2）酒炙当归：取净当归片，加入定量黄酒拌匀，稍闷润，待酒被吸尽后，置炒制容器内，文火加热，炒至深黄色，取出晾凉。每 100kg 当归片用黄酒 10kg。

【质量要求】

（1）当归（全当归）：呈类圆形、椭圆形或不规则薄片；外表皮呈黄棕色至棕褐色；切面呈黄白色或淡棕黄色，平坦，有裂隙，中间有浅棕色的形成层环，并有多数棕色的油点；香气浓郁，味甘、辛、微苦。当归饮片含水分不得超过 15.0%，总灰分不得超过 7.0%，酸不溶性灰分不得超过 2.0%，醇溶性浸出物不得少于 45.0%。

（2）酒炙当归：形如当归片，切面呈深黄色或浅棕黄色，略有焦斑；香气浓郁，并略有酒香气。酒炙当归饮片含水分不得超过 10.0%，总灰分、酸不溶性灰分同生品，醇溶性浸出物不得少于 50.0%。

【炮制作用】

当归味甘、辛，性温，归肝、心、脾经，生品质润，具有补血、调经、润肠通便的功能，习惯止血用当归头，补血用当归身，破血用当归尾，补血活血用全当归。当归生用还可用于血虚萎黄、眩晕心悸、月经不调、肠燥便秘、痈疽疮疡等病症。酒炙当归活血通经、祛瘀止痛的作用增强，可用于经闭痛经、风湿痹痛、跌打损伤、瘀血肿痛等病症。

【储存】

本品需储存于干燥容器内，密闭，置阴凉干燥处，防霉，防蛀。

牛　膝

【处方用名】

牛膝、怀牛膝、酒炙牛膝、盐牛膝。

【来源】

本品为苋科植物牛膝 *Achyranthes bidentata* BL. 的干燥根，冬季茎叶枯萎时采挖，除去须根及泥沙，捆成小把，晒至干皱后，用硫黄熏两次，将顶端切齐，晒干。

【炮制方法】

（1）牛膝：取原药材，除去杂质，洗净，润透，除去芦头，切段，晒干或低温干燥。

（2）酒炙牛膝：取牛膝段，加入定量黄酒拌匀，稍闷润，待酒被吸尽后，置炒制容器内，用文火加热，炒干，取出晾凉。每 100kg 牛膝段用黄酒 10kg。

【质量要求】

（1）牛膝：为圆柱形的段；外表皮呈灰黄色或淡棕色，有微细的纵皱纹及横长皮孔；质硬脆，易折断，受潮变软；切面平坦，呈淡棕色或棕色，略呈角质样而油润；气微，味微甜而稍苦涩。牛膝饮片含水分不得超过15.0%，总灰分不得超过9.0%，醇溶性浸出物不得少于5.0%，β-蜕皮甾酮不得少于0.03%。

(2)酒炙牛膝：形如牛膝段，表面色略深，偶见焦斑；微有酒香气。酒炙牛膝饮片醇溶性浸出物含量不得少于4.0%，含水分、总灰分、醇溶性浸出物、β-蜕皮甾酮含量同生品。

【炮制作用】

牛膝味苦、酸，性平，归肝、肾经。生牛膝具有补肝肾、强筋骨、逐瘀通经、利尿通淋、引血下行的功效。酒牛膝补肝肾、强筋骨、祛瘀止痛的作用增强，可用于腰膝酸痛、筋骨无力、经闭癥瘕等病症。

【储存】

生品需储存于干燥容器内，炮制品应密闭储存；置阴凉干燥处，防霉。

二、醋炙法

将净选或切制后的药物加入定量米醋，拌炒至规定程度的方法，称为醋炙法。

米醋味酸、苦，性温，主入肝经血分，具有收敛、解毒、散瘀止痛、矫味的作用，故醋炙法多用于疏肝解郁、散瘀止痛、攻下逐水的药物。

1. 目的

(1)降低毒性，缓和药性，常用于甘遂、京大戟、芫花、商陆等。

(2)引药入肝，增强活血止痛作用，常用于乳香、没药、三棱、莪术等。

(3)矫臭矫味，常用于乳香、没药、五灵脂等。

2. 操作方法

(1)先拌醋，后炒药：将净制或切制后的药物加入定量米醋拌匀，闷润，待醋被吸尽后，置炒制容器内，用文火炒至一定程度，取出晾凉。此法适用于大多数植物类药物，如甘遂、商陆、芫花、柴胡、三棱等。

(2)先炒药，后喷醋：将净选后的药物置炒制容器内，炒至表面熔化发亮（树脂类）或炒至表面颜色改变，有腥气逸出（动物粪便类气味）时，喷洒定量米醋，炒至微干，取出后继续翻动，摊开晾干。此法适用于树脂类、动物粪便类药物，如乳香、没药、五灵脂等。

醋炙时，用醋量一般为每100kg药物用米醋20kg，最多不超过50kg。

3. 注意事项

（1）醋炙前药物应按大小分档。

（2）若醋的用量较少，不易与药物拌匀时，可加适量水稀释后，再与药物拌匀。

（3）一般用文火炒制，勤加翻动，使之受热均匀，炒至规定的程度。

（4）树脂类、动物粪便类药物必须用先炒药后喷醋的方法，且出锅要快，以防熔化粘锅，摊晾时宜勤翻动，以免相互黏结成团块。

延胡索

【处方用名】

延胡索、醋炙延胡索、酒炙延胡索。

【来源】

本品为罂粟科植物延胡索 *Corydalis yanhusuo* W. T. Wang 的干燥块茎，夏初茎叶枯萎时采挖，除去须根，洗净，置沸水中煮至恰无白心时，取出，干燥。

【炮制方法】

（1）延胡索：取原药材，除去杂质，洗净，干燥，切厚片或用时捣碎，筛去碎屑。

（2）醋炙延胡索：取净延胡索或延胡索片，加入定量的米醋拌匀，闷润至醋被吸尽后，置炒制容器内，用文火加热，炒干，取出晾凉，筛去碎屑，每100kg延胡索用米醋20kg；或取净延胡索加入定量的米醋与适量清水中（以平药面为宜），置煮制容器内，用文火加热煮至透心，当醋液被吸尽时取出，晾至六成干，切厚片，晒干，筛去碎屑，或干后捣碎，每100kg延胡索用米醋20kg。

【质量要求】

(1)延胡索：为不规则的圆形厚片，外表皮呈黄色或黄褐色，有不规则网状皱纹；切面呈黄色、角质样，具蜡样光泽；质硬而脆，气微，味苦。延胡索饮片含水分不得超过15.0%，总灰分不得超过4.0%，醇溶性浸出物含量不得少于13.0%，延胡索乙素含量不得少于0.04%。

(2)醋炙延胡索：形如延胡索片，表面和切面呈黄褐色，质较硬；微具醋香气。醋延胡索饮片含水分、总灰分、醇溶性浸出物、延胡索乙素含量同生品。

【炮制作用】

延胡索味辛、苦，性温，归肝、脾经，具有活血、行气、止痛的功能，可用于胸胁及脘腹疼痛、经闭痛经、产后瘀阻、跌打肿痛等病症。因生品止痛有效成分不易煎出、效果欠佳，故临床多用醋制品。醋炙延胡索行气止痛作用增强，广泛用于身体各部位的多种疼痛病症。

【储存】

本品需密闭储存，置阴凉干燥处，防蛀。

香　附

【处方用名】

香附、醋炙香附、四制香附、香附炭。

【来源】

本品为莎草科植物莎草 *Cyperus rotundus* L. 的干燥根茎，秋季采挖，燎去毛须，置沸水中略煮或蒸透后晒干，或燎后直接晒干。

【炮制方法】

(1)香附：取原药材，除去毛须及杂质，碾成绿豆大颗粒，或润透，切薄片，干燥，筛去碎屑。

(2)醋炙香附：取净香附颗粒或片，加定量的米醋拌匀，闷润至醋被吸尽后，置炒制容器内，用文火加热炒干，取出晾凉，筛去碎屑，每100kg香附颗粒或片用米醋20kg；或取净香附，加入定量的米醋，再加与米醋等量的水，共煮至醋液基本吸尽，再蒸5小时，闷片刻，取出微晾，切薄片，干燥，筛去碎屑，或取出干燥后，碾成绿豆大颗粒，每100kg香附颗粒或片用米醋20kg。

(3)四制香附：取净香附颗粒或片，加入定量的生姜汁、米醋、黄酒、食盐水拌匀，闷润至汁液被吸尽后，用文火加热炒干，取出晾凉，筛去碎屑。每100kg香附颗粒或片用生姜5kg（取汁），米醋、黄酒各10kg，食盐2kg（以清水溶化）。

【质量要求】

(1)香附：为不规则颗粒或薄片，外表皮呈棕褐色或黑褐色；切面色白或呈黄棕色，质硬，内皮层环纹明显；气香，味微苦。香附饮片含水分不得超过13.0%，总灰分不得超过4.0%，醇溶性浸出物不得少于11.5%，挥发油不得少于0.8%。

(2)醋炙香附：形如香附颗粒或片，表面呈黑褐色；微有醋香气，味微苦。醋炙香附饮片含水分、总灰分同生品，醇溶性浸出物不得少于13.0%，挥发油不得少于0.8%。

(3)四制香附：形如香附颗粒或片，表面呈深棕褐色，内部呈黄褐色，具有清香气。

【炮制作用】

香附味辛、微苦、微甘，性平，归肝、脾、三焦经，具有疏肝解郁、理气宽中、调经止痛的功能，可用于肝郁气滞之胸胁胀痛、疝气疼痛、乳房胀痛，脾胃气滞之脘腹痞闷、胀满疼痛，以及月经不调、经闭、痛经等病症。生品多入解表剂中，以理气解郁为主。醋炙香附专入肝经，疏肝止痛作用增强，并能消积化滞。四制香附以行气解郁、调经散结为主，多用于治疗胁痛、痛经、月经不调等。

【储存】

本品需密闭储存，置阴凉干燥处，防蛀。

柴 胡

【处方用名】

柴胡、醋炙柴胡。

【来源】

本品为伞形科植物柴胡 *Bupleurum chinense* DC. 或狭叶柴胡 *Bupleurum scorzonerifolium* Willd. 的干燥根，按性状不同，分别习称"北柴胡"及"南柴胡"。春、秋二季采挖，除去茎叶及泥沙，干燥。

【炮制方法】

（1）北柴胡：取原药材，除去杂质及残茎，洗净，润透，切厚片，干燥。

（2）醋炙北柴胡：取北柴胡片，加入定量的米醋拌匀，闷润至醋被吸尽，置炒制容器内，用文火加热，炒干，取出晾凉。每100kg柴胡片用米醋20kg。

（3）南柴胡：取原药材，除去杂质，洗净，润透，切厚片，干燥。

（4）醋炙南柴胡：取净柴胡片，加入定量的米醋拌匀，闷润至醋被吸尽，置炒制容器内，用文火加热，炒干，取出晾凉。每100kg柴胡片用米醋20kg。

【质量要求】

（1）北柴胡：呈不规则厚片，直径为0.3~0.8cm；外皮呈黑褐色或浅棕色，具有纵向皱纹及支根痕；切面呈淡黄白色，纤维性；质硬，气微香，味微苦。北柴胡饮片含水分不得超过10.0%，总灰分不得超过8.0%，酸不溶性灰分不得超过3.0%，醇溶性浸出物不得少于11.0%，柴胡皂苷a和柴胡皂苷d的总量不得少于0.3%。

（2）醋炙北柴胡：形如北柴胡片，表面呈淡棕黄色；微有醋香气，味微苦。醋北柴胡饮片含水分、总灰分、酸不溶性灰分同生品，醇溶性浸出物不得少于12.0%，柴胡皂苷a和柴胡皂苷d的总量同生品。

（3）南柴胡：呈类圆形或不规则片；外表皮呈红棕色或黑褐色，有时可见根头处具有细密环纹或有细毛状枯叶纤维；切面呈黄白色，平坦；具败油气。

（4）醋炙南柴胡：形如南柴胡片，微有醋香气。

【炮制作用】

柴胡味辛、苦，性微寒，归肝、胆、肺经，具有疏散退热、疏肝解郁、升举阳气的功能，可用于感冒发热、往来寒热、胸胁胀痛、月经不调、子宫脱垂、脱肛等病症。生品升散作用较强，多用于解表退热。醋炙柴胡的升散之性缓和，疏肝止痛的作用增强，多用于肝郁气滞的胁肋胀痛、腹痛及月经不调等病症。

【储存】

本品需密闭储存，置阴凉干燥处。

乳　香

【处方用名】

乳香、炒乳香、醋炙乳香。

【来源】

本品为橄榄科乳香树 *Boswellia carterii* Birdw. 及同属植物 *Boswellia bhaw-dajiana* Birdw. 树皮渗出的树脂，分为索马里乳香和埃塞俄比亚乳香，每种乳香又分为乳香珠和原乳香。春、夏两季均可采收，采收时，将树干的皮部由下向上顺序切伤，使树脂从伤口渗出，数天后凝成块状，即可采收。

【炮制方法】

(1)乳香：取原药材，除去杂质，将大块者砸碎。

(2)醋炙乳香：取净乳香，置炒制容器内，用文火加热，炒至冒烟，表面微熔，喷淋定量的米醋，边喷边炒，至表面呈油亮光泽时，迅速取出，摊开放凉。每100kg乳香用米醋5kg。

【质量要求】

(1)乳香：为不规则乳头状小颗粒或小团块状；表面呈黄白色，半透明或不透明，稍有光泽，附有白色粉尘，质坚脆，有黏性，遇热软化；具特异香气，味微苦。

(2)醋炙乳香：形如乳香颗粒或块，表面呈深黄色，显油亮，略有醋气。

【炮制作用】

乳香味辛、苦，性温，归心、肝、脾经，具有活血止痛、消肿生肌的功能，可用于胸痹心痛、胃脘疼痛、痛经、经闭、产后瘀阻、癥瘕腹痛、风湿痹痛、筋脉拘挛、跌打损伤、痈肿疮疡等病症。生品气味辛烈，对胃的刺激较强，易引起呕吐，但活血消肿、止痛力强，多用于瘀血肿痛，或外用。醋炙乳香刺激性缓和，利于服用，便于粉碎，能增强活血止痛、收敛生肌的功效，并可矫臭矫味。

【储存】

本品需密闭储存，置阴凉干燥通风处，防潮。

没 药

【处方用名】

没药、炒没药、醋炙没药。

【来源】

本品为橄榄科植物地丁树 *Commiphora myrrha* Engl. 或哈地丁树 *Commiphora molmol* Engl. 的干燥树脂，分为天然没药和胶质没药，多系野生，11 月至次年 2 月间将树刺伤，树脂由创口流出，在空气中渐渐变成红棕色硬块，采用时拣去杂质。

【炮制方法】

（1）没药：取原药材，除去杂质，砸成小块。

（2）醋炙没药：取净没药块，置炒制容器内，用文火加热，炒至冒烟，表面微熔，喷淋定量的米醋，边喷边炒，至表面呈油亮光泽时迅速取出，摊开放凉。每 100kg 没药块用米醋 5kg。

【质量要求】

（1）没药：为颗粒状或不规则碎块状，呈红棕色或黄棕色，表面粗糙，无光泽，附有粉尘；质坚脆；有特异香气，味苦而微辛。

（2）醋炙没药：形如没药颗粒或块，表面呈黑褐色或棕褐色，显油亮光泽；有特异香气，略有醋气，味苦而微辛。醋炙没药饮片酸不溶性灰分不得超过 8.0%，挥发油不得少于 2.0%。

【炮制作用】

没药味苦、辛，性平，归心、肝、脾经，具有散瘀定痛、消肿生肌的功能，可用于胸痹心痛、胃脘疼痛、痛经、经闭、产后瘀阻、癥瘕腹痛、风湿痹痛、跌打损伤、痈肿疮疡等病症。生品气味浓烈，对胃有一定的刺激性，容易引起恶心、呕吐，故多外用。醋炙没药能增强活血止痛、收敛生肌的作用，缓和刺激性，便于服用，易于粉碎，并能矫臭矫味。

【储存】

本品需密闭储存，置阴凉干燥通风处。

三、盐炙法

将净选或切制后的药物加入定量食盐水溶液拌炒的方法，称为盐炙法。

食盐味咸，性寒，有清热凉血、软坚散结、润燥的作用，故盐炙法多用于补肾固精、利尿和泻相火的药物。

1. 目的

(1)引药下行，增强疗效，常用于杜仲、小茴香、车前子、益智仁、知母、黄柏等。

(2)缓和药物辛燥之性，常用于补骨脂、益智仁等。

(3)增强滋阴降火作用，常用于知母、黄柏等。

2. 操作方法

(1)先拌盐水，后炒：将食盐加适量清水溶解，与药物拌匀，放置闷润，待盐水被吸尽后，置炒制容器内，用文火炒至一定程度，取出晾凉。

(2)先炒药，后加盐水：先将药物置炒制容器内，用文火炒至一定程度，再喷淋盐水，炒干，取出晾凉。含黏液质较多的药物一般使用此法。

盐的用量通常是每100kg药物用食盐2kg。

3. 注意事项

(1)加水溶解食盐时，一定要控制好水量。水的用量应视药物的吸水情况而定，一般以食盐的4～5倍量为宜。若加水过多，则盐水不能被药吸尽，或者因过湿而不易炒干；水量过少，又不易与药物拌匀。

(2)含黏液质多的药物，如车前子、知母等，不宜先用盐水拌，因这类药物遇水容易发黏，盐水不易渗入，炒时又容易粘锅，故需先将药物加热炒去部分水分，并使药物质地变疏松后，再喷洒盐水，以利于盐水渗入。

(3)盐炙法火力宜小，采用第二种方法时更应控制火力。若火力过大，加入盐水后，水分迅速蒸发，食盐即黏附在锅上，达不到盐炙的目的。

泽　泻

【处方用名】

泽泻、炒泽泻、盐炙泽泻。

【来源】

本品为泽泻科植物泽泻 *Alisma orientale*（Sam.）Juzep. 的干燥块茎，冬季茎叶开始枯萎时采挖，洗净，干燥，除去须根及粗皮。

【炮制方法】

（1）泽泻：取原药材，除去杂质，按大小分档，稍浸，洗净，润透，切厚片，干燥，筛去碎屑。

（2）盐炙泽泻：取净泽泻片，用盐水拌匀，闷润，待盐水被吸尽后，置炒制容器内，用文火加热，炒至微黄色时取出，晾凉，筛去碎屑。每 100kg 泽泻片用食盐 2kg。

【质量要求】

（1）泽泻：为圆形成椭圆形厚片；外表皮呈黄白色或淡黄棕色，可见细小突起的须根痕；切面呈黄白色，粉性，有多数细孔；气微，味微苦。泽泻饮片含水分不得超过 12.0%，总灰分不得超过 5.0%，醇溶性浸出物不得少于 10.0%，23-乙酰泽泻醇 B 不得少于 0.04%。

（2）盐炙泽泻：形如泽泻片，表面呈淡黄棕色或黄褐色，偶见焦斑，味微咸。盐泽泻饮片含水分不得超过 13.0%，总灰分不得超过 6.0%，醇溶性浸出物同生品，23-乙酰泽泻醇 B 不得少于 0.04%。

【炮制作用】

泽泻味甘、淡，性寒，归肾、膀胱经，具有利水泻热的功能，常用于小便不利、水肿、湿热黄疸、淋浊、湿热带下等病症。盐炙泽泻可引药下行，并能增强泻热作用，利尿而不伤阴，小剂量于补方中，可泻肾降浊，并能防止补药之滋腻，可用于阴虚火旺之证，以利水、清热养阴，治疗水热互结、小便不利、腰痛重者。

【储存】

本品需储存于干燥容器内，密闭，置通风干燥处，防霉，防蛀。

杜　仲

【处方用名】

杜仲、川杜仲、炒杜仲、盐炙杜仲。

【来源】

本品为杜仲科植物杜仲 *Eucommia ulmoides* Oliv. 的干燥树皮，4—6

月剥取，刮去粗皮，堆置"发汗"至内皮呈紫褐色，晒干。

【炮制方法】

（1）杜仲：取原药材，刮去粗皮，洗净，切丝或块，干燥，筛去碎屑。

（2）盐炙杜仲：取杜仲丝或块，加盐水拌匀，稍闷，待盐水被吸尽后，置炒制容器内，用中火炒至丝易断、表面焦黑色时取出，晾凉，筛去碎屑。每100kg杜仲块或丝用食盐2kg。

【质量要求】

（1）杜仲：呈小方块或丝状；外表呈淡棕色或灰褐色，粗糙；内表面呈暗紫色，光滑；易折断，断面有细密银白色富有弹性的橡胶丝相连；气微，味稍苦。杜仲饮片醇溶性浸出物不得少于11.0%，松脂醇二葡萄糖苷含量不得少于0.1%。

（2）盐炙杜仲：形如杜仲块或丝，外表面呈黑褐色，内表面呈褐色，折断时胶丝弹性较差；味微咸。盐杜仲饮片含水分不得超过13.0%，总灰分不得超过10.0%，醇溶性浸出物不得少于12.0%，松脂醇二葡萄糖苷含量同生品。

【炮制作用】

杜仲味甘，性温，归肝、肾经，具有补肝肾、强筋骨、安胎的功能。生杜仲较少应用，一般仅用于浸酒，临床以盐炙杜仲为主，可保证和增强疗效。盐杜仲可引药入肾，直达下焦，温而不燥，补肝肾、强筋骨、安胎的作用增强，常用于肾虚腰痛、筋骨无力、妊娠漏血、胎动不安、血压升高等病症。

【储存】

生品需储存于干燥容器内，盐杜仲应密闭储存；置通风干燥处，防霉。

黄　柏

【处方用名】

黄柏、川黄柏、盐炙黄柏、酒炙黄柏、黄柏炭。

【来源】

本品为芸香科植物黄皮树 *Phellodendron chinense* Schneid. 的干燥树

皮，习称川黄柏。剥取树皮后，除去粗皮，晒干。

【炮制方法】

(1)黄柏：取原药材，除去杂质，喷淋清水，润透，切丝，干燥，筛去碎屑。

(2)盐炙黄柏：取净黄柏丝，用盐水拌匀，稍闷，待盐水被吸尽后，置炒制容器内，用文火加热，炒干，取出晾凉，筛去碎屑。每100kg黄柏丝或块用食盐2kg。

需要注意的是，黄柏在切制前的水处理时要掌握好"水头"，若吸水过多，容易发黏，不易切片。

【质量要求】

(1)黄柏：呈丝条状，外表面呈黄褐色或黄棕色，内表面呈暗黄色或淡棕色；切面呈深黄色；味极苦。黄柏饮片含水分不得超过12.0%，总灰分不得超过8.0%，小檗碱(以盐酸小檗碱计)不得少于3.0%，黄柏碱(以盐酸黄柏碱计)不得少于0.34%。

(2)盐炙黄柏：形如黄柏丝，表面呈深黄色，偶有焦斑；味极苦，微咸。盐炙黄柏饮片含水分、总灰分、小檗碱含量、黄柏碱含量同生品。

【炮制作用】

黄柏味苦，性寒，归肾、膀胱经，具有泻火解毒、清热燥湿的功能，多用于湿热泻痢、黄疸、热淋、足膝肿痛、疮疡肿毒、湿疹、烫火伤等病症。盐炙黄柏可引药入肾，缓和苦燥之性，增强滋肾阴、泻相火、退虚热的作用，多用于阴虚发热、骨蒸劳热、盗汗、遗精、足膝痿软、咳嗽咯血等病症。

【储存】

生品需储存于干燥容器内，炮制品应密闭储存；置通风干燥处，防潮。

车前子

【处方用名】

车前子、盐炙车前子、炒车前子。

【来源】

本品为车前科植物车前 *Plantago asiatica* L. 或平车前 *Plantago de-*

pressa Willd. 的干燥成熟种子，夏、秋二季种子成熟时采收果穗，晒干，搓出种子，除去杂质。

【炮制方法】

(1)车前子：取原药材，除去杂质，筛去灰屑。

(2)盐炙车前子：取净车前子，置炒制容器内，用文火加热，炒至略有爆鸣声时，喷淋盐水，炒干，取出晾凉。每100kg车前子用食盐2kg。

【质量要求】

(1)车前子：为椭圆形、不规则长圆形或三角状长圆形，略扁；表面呈黑褐色或黄棕色，遇水有黏滑感；质硬，气微，味淡。车前子饮片含水分不得超过12.0%，总灰分不得超过6.0%，酸不溶性灰分不得超过2.0%，膨胀度应不低于4.0，京尼平苷酸不得少于0.5%，毛蕊花糖苷不得少于0.4%。

(2)盐炙车前子：形如车前子，表面呈黑褐色；气微香，味微咸。盐炙车前子饮片含水分不得超过10.0%，总灰分不得超过9.0%，酸不溶性灰分不得超过3.0%，膨胀度应不低于3.0，京尼平苷酸不得少于0.4%，毛蕊花糖苷不得少于0.3%。

【炮制作用】

车前子味甘，性微寒，归肝、肾、肺、小肠经，具有清热利尿、渗湿通淋、清肺化痰、清肝明目的功能，常用于水肿胀满、热淋涩痛、暑湿泄泻、痰热咳嗽、肝火目赤等病症。盐炙车前子泻热利尿而不伤阴，并可引药下行，增强药物在肾经的作用，可用于肾虚脚肿、眼目昏暗、虚劳梦遗等病症。

【储存】

生品需储存于干燥容器内，盐炙车前子应密闭储存；置通风干燥处，防潮。

四、姜炙法

将净选或切制后的药物加入定量姜汁拌炒的方法，称为姜炙法。

生姜味辛，性温，能温中止呕、化痰止咳，故姜炙法多用于祛痰止咳、降逆止呕的药物。

1. 目的

(1)制其寒性，增强和胃止呕作用，常用于黄连、竹茹等。

(2)缓和副作用，增强疗效，常用于厚朴等。

2. 操作方法

将药物与定量的姜汁拌匀，放置闷润，使姜汁逐渐渗入药物内部，然后置炒制容器内，用文火炒至规定程度，取出晾凉；或者将药物与姜汁拌匀，待姜汁被吸尽后，进行干燥；或者将鲜姜切片煎汤，加入药物煮两小时，待姜汁基本被吸尽后，取出，切片，干燥。

生姜的用量一般为每100kg药物用生姜10kg。若无生姜，亦可用干姜煎汁，用量为生姜的三分之一。

3. 姜汁的制备方法

(1)榨汁：将生姜洗净，切碎，置适宜容器内捣烂，加适量水，压榨取汁，残渣再加水共捣，压榨取汁，如此反复2次或3次，合并姜汁，备用。

(2)煮汁：取净生姜片，置于锅内，加适量水煎煮，过滤，残渣再加水煮，再过滤，合并两次滤液，适当浓缩，取出备用。

4. 注意事项

(1)制备姜汁时，水的用量不宜过多，一般以最后所得姜汁与生姜的比例为1∶1较适宜。

(2)药物与姜汁拌匀后，需充分闷润，待姜汁被吸尽后，再用文火炒干，否则达不到姜炙的目的。

厚 朴

【处方用名】

厚朴、川厚朴、姜炙厚朴。

【来源】

本品为木兰科植物厚朴 *Magnolia officinalis* Rehd. et Wils. 或凹叶厚朴 *Magnolia officinalis* Rehd. et Wils. var. *biloba* Rehd. et Wils. 的干燥干皮、根皮及枝皮，一般每年4—6月剥取，根皮和枝皮直接阴干；干皮

置沸水中微煮后，堆置阴湿处，"发汗"至内表面变为紫褐色或棕褐色时，蒸软，取出，卷成筒状，干燥。

【炮制方法】

(1)厚朴：取原药材，刮去粗皮，洗净，润透，切丝，干燥，筛去碎屑。

(2)姜炙厚朴：取厚朴丝，加姜汁拌匀，闷润，待姜汁被吸尽后，置炒制容器内，用文火加热，炒干，取出晾凉；或取生姜切片，加水煮汤，另取刮净粗皮的药材，扎成捆，置姜汤中，反复浇淋，用文火加热，煮至姜液被吸尽时取出，切丝，干燥，筛去碎屑。每100kg厚朴用生姜10kg。

【质量要求】

(1)厚朴：呈弯曲的丝条状或单、双卷筒状；外表面呈灰褐色，内表面呈紫棕色或深紫褐色，较平滑；切面为颗粒性，有油性；气香，味辛辣、微苦。厚朴饮片含水分不得超过10.0%，总灰分不得超过5.0%，酸不溶性灰分不得超过3.0%，厚朴酚与和厚朴酚的总量不得少于2.0%。

(2)姜炙厚朴：形如厚朴丝，表面呈灰褐色，偶见焦斑；略具姜的辛辣气味。姜炙厚朴饮片含水分、总灰分、酸不溶性灰分同生品，厚朴酚与和厚朴酚的总量不得少于1.6%。

【炮制作用】

厚朴味苦、辛，性温，归脾、胃、肺、大肠经，具有燥湿消痰、下气除满的功能。生品辛味峻烈，对咽喉有刺激性，故一般内服时都不生用。姜炙厚朴可消除对咽喉的刺激性，并可增强宽中和胃的功效，多用于湿阻气滞之脘腹胀满、呕吐泻痢、积滞便秘、痰饮喘咳、梅核气等病症。

【储存】

本品需储存于干燥容器内，密闭，置阴凉干燥处。

草　果

【处方用名】

草果、草果仁、炒草果、姜炙草果。

【来源】

本品为姜科植物草果 *Amomum tsaoko* Crevost et Lemarie 的干燥成熟果实，秋季果实成熟时采收，除去杂质，晒干或低温干燥。

【炮制方法】

(1)草果：取原药材，除去杂质，用武火加热，炒至焦黄色并鼓起，取出稍晾，去壳取仁，用时捣碎。

(2)姜炙草果：取净草果仁，加姜汁拌匀，稍闷，待姜汁被吸尽后，置炒制容器内，用文火加热，炒至深黄色，取出晾凉，用时捣碎。每100kg草果用生姜10kg。

【质量要求】

(1)草果：为不规则的多角形颗粒；表面呈红棕色，偶附有淡黄色薄膜状的假种皮；质坚硬，具有特异香气；味辛辣、微苦。草果饮片含水分不得超过 10%，总灰分不得超过 6.0%，挥发油不得少于 1.0%。

(2)姜炙草果：形如草果仁，呈棕褐色，偶见焦斑；有特异香气，味辛辣、微苦。姜炙草果饮片含水分、总灰分同草果，挥发油不得少于 0.7%。

【炮制作用】

草果味辛，性温，归脾、胃经，具有燥湿散寒的功能，常用于疟疾、瘟疫初起。姜炙草果燥烈之性有所缓和，温胃止呕之力增强，多用于寒湿阻滞脾胃之脘腹胀满疼痛、呕吐。

【储存】

本品需储存于干燥容器内，密闭，置阴凉干燥处。

五、蜜炙法

将净选或切制后的药物加入定量熟蜜拌炒的方法，称为蜜炙法。

蜜炙为蜜制方法之一。古代文献中的蜜炙法是将药物涂蜜后，用微火炙干；现行的蜜炙法接近于古代的蜜水拌炒法。

蜂蜜味甘，性平，有甘缓益脾、润肺止咳、矫味等作用。因此，蜜炙法多用于止咳平喘、补脾益气的药物。

蜂蜜虽言性平，实则生用性偏凉，能清热解毒；熟则性偏温，补脾气、润肺燥之力强。《医学校正入门》指出："蜜炙性温，健脾胃和中……补三焦元气。"故蜜炙法所用的蜂蜜都要先加热炼制过。炼蜜的方法如下：将蜂蜜置锅内，加热至徐徐沸腾后，改用文火保持微沸，并除去泡沫及上浮蜡质，然后用罗筛或纱布滤去死蜂、杂质，再倾入锅内，加热至116～118℃，当满锅起鱼眼泡、用手捻之有黏性、两指间尚无长白丝出现时，迅速出锅。熟蜜的含水量应控制在10%～13%。加热时，需注意防止蜂蜜沸腾外溢或焦化，当蜜液微沸时，应及时用勺上下搅动，以防止外溢。

1. 目的

(1)增强润肺止咳的作用，常用于百部、款冬花、紫菀等。

(2)增强补脾益气的作用，常用于黄芪、甘草、党参等。

(3)缓和药性，常用于麻黄等。

(4)矫味和消除副作用，常用于马兜铃等。

2. 操作方法

(1)先拌蜜，后炒药：先取定量熟蜜，加适量开水稀释，与药物拌匀，放置闷润，使蜜逐渐渗入药物内部，然后置锅内，用文火炒至颜色加深、不黏手时，取出摊晾，待凉后及时收贮。

(2)先炒药，后加蜜：先将药物置锅内，用文火炒至颜色加深时，再加入定量熟蜜，迅速翻动，使蜜与药物拌匀，炒至不黏手时，取出摊晾，待凉后及时收贮。

一般药物都用第一种方法进行蜜炙，但有的药物质地致密，蜜不易被吸收，这时就应采用第二种方法处理，先除去部分水分，并使药物质地略变酥脆，则蜜就较易被吸收了。

熟蜜的用量应视药物的性质而定。一般质地疏松、纤维多的药物，用蜜量宜大；质地坚实、黏性较强、油分较多的药物，用蜜量宜小。通常情况下，每100kg药物用熟蜜25kg。

3. 注意事项

(1)炼蜜时，火力不宜过大，以免蜂蜜溢出锅外或焦化。此外，若蜂蜜过于浓稠，可加适量开水稀释。

(2)蜜炙药物所用的熟蜜不宜过多过老，否则黏性太强，不易与药物拌匀。

(3)熟蜜用开水稀释时，要严格控制加水量(加水量为熟蜜量的 1/3 ～ 1/2)，以蜜汁能与药物拌匀而又无剩余为宜。若加水量过多，则药物过湿，不易炒干，成品容易发霉。

(4)蜜炙的时间可稍长，要尽量将水分除去，避免日后发霉。

(5)蜜炙药物须晾凉后再密闭储存，以免吸潮发黏或发酵变质；除需储存于通风干燥处外，还应置阴凉处，且不宜受日光直接照射。

甘　草

【处方用名】

甘草、粉甘草、蜜炙甘草。

【来源】

本品为豆科植物甘草 *Glycyrrhiza uralensis* Fisch. 、胀果甘草 *Glycyrrhiza inflata* Bat. 或光果甘草 *Glycyrrhiza glabra* L. 的干燥根及根茎，春、秋二季采挖，除去须根，晒干。

【炮制方法】

(1)甘草：取原药材，除去杂质，洗净，润透，切厚片，干燥。

(2)蜜炙甘草：取熟蜜，加适量开水稀释后，淋入净甘草片中拌匀，闷润，置炒制容器内，文火加热，炒至黄色至深黄色而不黏手时，取出晾凉。每 100kg 甘草片用熟蜜 25kg。

【质量要求】

(1)甘草：为类圆形或椭圆形厚片；表面呈黄白色，中间有明显的棕色形成层环纹及射线，称为"菊花心"，纤维明显，具粉性；周边呈棕红色、棕色或灰棕色，粗糙，具有纵皱纹；气微，味甜微苦。

(2)蜜炙甘草：形如甘草片，外表皮呈红棕色或灰棕色，微有光泽；切面呈黄色至深黄色，形成层环明显，呈射线放射状；略有黏性，具焦香气，味甜。蜜炙甘草饮片含水分不得超过 10.0%，总灰分不得超过 5.0%，甘草苷不得少于 0.50%，甘草酸不得少于 1.0%。

【炮制作用】

甘草味甘，性平，归心、肺、胃经，具有补脾益气、清热解毒、祛痰止咳、缓急止痛、调和诸药的功能。生品味甘偏凉，长于泻火解毒、化痰止咳，多用于痰热咳嗽、咽喉肿痛、痈疽疮毒、食物中毒及药物中毒等病症。蜜炙甘草味甘，性温，以补脾和胃、益气复脉见长，常用于脾胃虚弱、心气不足之脘腹疼痛、筋脉挛急、脉结代等病症。

【储存】

生品需储存于干燥容器内，蜜炙甘草应密闭储存；置阴凉干燥处，防霉，防蛀。

黄　芪

【处方用名】

黄芪、蜜炙黄芪。

【来源】

本品为豆科植物蒙古黄芪 *Astragalus membranaceus*（Fisch）Bge. var. *mongholicus*（Bge.）Hsiao 或膜荚黄芪 *Astragalus membranaceus*（Fisch.）Bge. 的干燥根，春、秋二季采挖，除去须根和根头，晒干。

【炮制方法】

(1)黄芪：取原药材，除去杂质，按大小分开，洗净，润透，切厚片，干燥。

(2)蜜炙黄芪：取熟蜜，加适量开水稀释后，淋入净黄芪片中拌匀，闷润，置炒制容器内，用文火加热，炒至深黄色且不黏手时，取出晾凉。每100kg黄芪片用熟蜜25kg。

【质量要求】

(1)黄芪：为类圆形或椭圆形厚片；外表皮呈黄白色至淡棕褐色，可见纵皱纹或纵沟；切面皮部呈黄白色，木部呈淡黄色，有放射状纹理及裂隙；气微，味微甜，嚼之有豆腥味。黄芪饮片含水分不得超过10.0%，总灰分不得超过5.0%，水溶性浸出物不得少于17.0%，黄芪甲苷不得少于0.04%，毛蕊异黄酮葡萄糖苷不得少于0.02%。

(2)蜜炙黄芪：形如黄芪片，外表皮呈淡棕黄色或淡棕褐色，略有光泽；具有蜜香气，味甜，略带黏性，嚼之微有豆腥味。蜜炙黄芪饮片含水分、毛蕊异黄酮葡萄糖苷含量同生品，总灰分不得超过4.0%，黄芪甲苷不得少于0.03%。

【炮制作用】

黄芪味甘，性温，归肺、脾经，具有补气固表、利尿托毒、排脓、敛疮生肌的功能。生品长于益卫固表、托毒生肌、利尿退肿，常用于表卫不固的自汗或体虚易于感冒、气虚水肿、痈疽不溃或溃久不敛等病症。蜜炙黄芪甘温而偏润，长于益气补中，多用于脾肺气虚之食少便溏、气短乏力，或兼中气下陷之久泻脱肛、子宫下垂，以及气虚不能摄血的便血、崩漏等病症，也可用于气虚便秘。

【储存】

生品需储存于干燥容器内，蜜炙黄芪应密闭储存；置通风干燥处，防蛀，防潮。

百 合

【处方用名】

百合、蜜炙百合。

【来源】

本品为百合科植物卷丹 *Lilium lancifolium* Thund.、百合 *Lilium brownii* F. E. Brown var. *viridulum* Baker 或细叶百合 *Lilium pumilum* DC. 的干燥肉质鳞叶，秋季采挖，洗净，剥取鳞叶，置沸水中略烫，干燥。

【炮制方法】

（1）百合：取原药材，除去杂质，筛净灰屑。

（2）蜜炙百合：取净百合，置炒制容器内，用文火加热，炒至颜色加深时，加入适量经开水稀释过的熟蜜，迅速翻炒均匀，并继续用文火炒至微黄色且不黏手时，取出晾凉。每100kg百合用熟蜜5kg。

【质量要求】

（1）百合：为长椭圆形，表面呈类白色、淡棕黄色或微带紫色；边缘薄，略向内弯曲；质硬而脆，呈角质样；气微，味微苦。

（2）蜜炙百合：形如百合，表面呈黄色，偶见黄焦斑；略带黏性，味甜。

【炮制作用】

百合味甘，性寒，归心、肺经，具有养阴润肺、清心安神的功能。生品以清心安神为主，常用于热病后余热未清、虚烦惊悸、精神恍惚、失眠多梦等病症。蜜炙百合润肺止咳作用较强，多用于肺虚久咳或肺痨咳血等病症。

【储存】

生品需储存于干燥容器内，蜜炙百合应密闭储存；置通风干燥处，防潮，防蛀。

麻　黄

【处方用名】

麻黄、蜜炙麻黄、麻黄绒、蜜炙麻黄绒。

【来源】

本品为麻黄科植物草麻黄 *Ephedra sinica* Stapf、中麻黄 *Ephedra intermedia* Schrenk et C. A. Mey. 或木贼麻黄 *Ephedra equisetina* Bge. 的干燥草质茎，秋季采割绿色的草质茎，晒干。

【炮制方法】

(1)麻黄：取原药材，除去木质茎、残根及杂质，抖净灰屑，切段。

(2)蜜炙麻黄：取熟蜜，加适量开水稀释，淋入麻黄段中拌匀，闷润，置炒制容器内，用文火加热，炒至不黏手时取出，晾凉。每100kg麻黄段用熟蜜20kg。

(3)麻黄绒：取麻黄段，碾绒，筛去粉末。

(4)蜜炙麻黄绒：取熟蜜，加适量开水稀释，淋入麻黄绒内拌匀，闷润，置炒制容器内，用文火加热，炒至深黄色且不黏手时取出，晾凉。每100kg麻黄绒用熟蜜25kg。

【质量要求】

(1)麻黄：为圆柱形段，表面呈淡黄绿色至黄绿色、粗糙，有细纵脊线；切面中心呈红黄色；气微香，味涩、微苦。麻黄饮片含水分不得超过9.0%，总灰分不得超过9.0%，盐酸麻黄碱和盐酸伪麻黄碱的总量不得少于0.8%。

(2)蜜炙麻黄：形如麻黄段，表面呈深黄色，微有光泽，略具黏性，有蜜香气，味甜。蜜炙麻黄饮片总灰分不得超过8.0%，含水分、盐酸麻黄碱和盐酸伪麻黄碱的总量同生品。

（3）麻黄绒：呈松散的绒团状，黄绿色，体轻。

（4）蜜炙麻黄绒：呈黏结的绒团状，深黄色，略带黏性，味微甜。

【炮制作用】

麻黄味辛、微苦，性温，归肺、膀胱经，具有发汗散寒、宣肺平喘、利水消肿的功能。生品发汗解表和利水消肿力强，多用于风寒表实证之外感、风水浮肿、风湿痹痛、阴疽、痰核等病症。蜜炙麻黄性温偏润，辛散发汗作用缓和，以宣肺平喘为主，多用于表证较轻而肺气壅闭、咳嗽气喘较重的患者。麻黄绒作用缓和，适宜于老年人、幼儿及虚人之风寒感冒，用法与麻黄相似。蜜炙麻黄绒作用更缓和，适宜于表证已解而喘咳未愈的老年人、幼儿及体虚患者，用法与蜜炙麻黄相似。

【储存】

生品需储存于干燥容器内，蜜炙麻黄、蜜炙麻黄绒应密闭储存；置通风干燥处。

桑 叶

【处方用名】

桑叶、冬桑叶、霜桑叶、蜜炙桑叶。

【来源】

本品为桑科植物桑 *Morus alba* L. 的干燥叶，初霜后采收，除去杂质，晒干。

【炮制方法】

（1）桑叶：取原药材，除去杂质，搓碎，去柄，筛去灰屑。

（2）蜜炙桑叶：取熟蜜，加适量开水稀释，淋入净桑叶碎片内拌匀，闷润，置炒制容器内，用文火加热，炒至表面呈深黄色且不黏手时取出，晾凉。每 100kg 桑叶用熟蜜 25kg。

【质量要求】

（1）桑叶：为碎片状，表面呈黄绿色或淡黄棕色，背面颜色稍浅，叶脉凸起，呈小脉网状；质脆，气微，味淡、微苦涩。

（2）蜜炙桑叶：形如桑叶碎片，表面呈暗黄色，微有光泽；略带黏性，味甜。

【炮制作用】

桑叶味甘、苦，性寒，归肺、肝经，具有疏散风热、清肺润燥、清肝明目的功能。生品长于疏散风热、清肝明目，常用于外感风热之发热、头昏、头痛、咳嗽、咽喉肿痛，以及肝热目赤、涩痛、多泪等病症。蜜炙桑叶性偏润，多用于肺燥咳嗽。

【储存】

生品需储存于干燥容器内，蜜炙桑叶应密闭储存；置通风干燥处。

升 麻

【处方用名】

升麻、蜜炙升麻。

【来源】

本品为毛茛科植物大三叶升麻 *Cimicifuga heracleifolia* Kom. 、兴安升麻 *Cimicifuga dahurica*（Turcz.）Maxim. 或升麻 *Cimicifuga foetida* L. 的干燥根茎，秋季采挖，除去泥沙，晒至须根干时，燎去或除去须根，晒干。

【炮制方法】

(1) 升麻：取原药材，除去杂质，用清水略泡，洗净，润透，切厚片，干燥，筛去碎屑。

(2) 蜜炙升麻：取熟蜜，用适量开水稀释，淋入升麻片内拌匀，闷润，置炒制容器内，用文火加热，炒至不黏手时取出，晾凉。每 100kg 升麻片用熟蜜 25kg。

【质量要求】

(1) 升麻：为不规则的厚片，表面呈黑褐色或棕褐色，粗糙不平，具须根痕；体轻，质坚硬，不易折断，断面不平坦，有裂隙，显纤维性，呈黄绿色或淡黄白色；气微，味微苦而涩。

(2) 蜜炙升麻：形如升麻片，表面呈黄棕色或棕褐色，味甜而微苦。

【炮制作用】

升麻味辛、微甘，性微寒，归肺、脾、胃、大肠经，具有发表透疹、清热解毒、升举阳气的功能。生品升散作用甚强，以解表透疹、清热解毒见长，常用于外感风热头痛、麻疹初起、疹出不畅，以及热毒发斑、头痛、牙龈肿痛、疮疡肿毒等病症。蜜炙升麻辛散作用减弱，升阳作用缓和而较持久，并减少了对胃的刺激性，常用于中气虚弱的短气乏力、倦怠，以及气虚下陷的久泻脱肛、子宫下垂，或气虚不能摄血的崩漏等病症。

【储存】

生品需储存于干燥容器内，蜜炙升麻应密闭储存；置通风干燥处。

桂 枝

【处方用名】

桂枝、蜜炙桂枝。

【来源】

本品为樟科植物肉桂 *Cinnamomum cassia* Presl 的干燥嫩枝，春、夏二季采收，除去叶，切片晒干。

【炮制方法】

(1)桂枝：取原药材，除去杂质，洗净，润透，切厚片，干燥，筛去碎屑。

(2)蜜炙桂枝：取熟蜜，加适量开水稀释，淋入净桂枝片内拌匀，闷润，置炒制容器内，用文火加热，炒至老黄色且不黏手时取出，晾凉。每100kg桂枝片用熟蜜15kg。

【质量要求】

(1)桂枝：为类圆形或椭圆形厚片，表面呈红棕色至棕色，有时可见点状皮孔或纵棱线；切面皮部呈红棕色，木部呈黄白色或浅黄棕色，髓部呈类圆形或略呈方形；有特异香气，味甜、微辛。桂枝饮片含水分不得超过12.0%，总灰分不得超过3.0%，醇溶性浸出物不得少于6.0%，桂皮醛不得少于1.0%。

(2)蜜炙桂枝：形如桂枝片，表面呈老黄色，微有光泽；略带黏性，香气减弱，味甜、微辛。

【炮制作用】

桂枝味辛、甘，性温，归心、肺、膀胱经，具有发汗解肌、温通经脉、助阳化气的功能，以生用为主。生品辛散温通作用较强，长于发汗解表、温经通阳，常用于风寒感冒、风寒湿痹、痰饮、水肿、胸痹或心悸、脉结代、寒滞经闭、痛经、奔豚气等病症。蜜炙桂枝辛通作用减弱，长于温中补虚、散寒止痛。

【储存】

本品需储存于干燥容器内，密闭，置阴凉干燥处。

六、油炙法

将净选或切制后的药物与定量的食用油共同加热处理的方法，称为油炙法，又称酥炙法。

油炙法所用的辅料包括植物油和动物脂（习称动物油）两类，常用的有麻油（芝麻油）、羊脂油，亦可采用菜籽油、酥油。

1. 目的

（1）增强疗效，常用于淫羊藿等。

（2）利于粉碎，便于制剂和服用，常用于三七、蛤蚧等。

2. 操作方法

油炙法通常有三种操作方法，即油炒、油炸和油脂涂酥烘烤。

（1）油炒：先将羊脂切碎，置锅内加热，炼油去渣，然后取药物与羊脂油拌匀，用文火炒至油被吸尽、药物表面呈油亮光泽时取出，摊开晾凉。

（2）油炸：取植物油，倒入锅内加热，至沸腾时，倾入药物，用文火炸至一定程度，取出，沥去油，粉碎。

（3）油脂涂酥烘烤：将动物类药物切成块或锯成短节，放炉火上烤热，用酥油涂布，加热烘烤，待酥油渗入药物内部后，再涂再烤。如此反复操作，直至药物质地酥脆，晾凉，或进行粉碎。

3. 注意事项

（1）油炸药物因温度较高，故一定要控制好温度和时间，否则易将药物炸焦，致使药效降低或丧失药效。

（2）油炒、油脂涂酥烘烤时均应控制好火力和温度，以免药物被炒焦或烤焦，使有效成分被破坏而降低疗效。油脂涂酥药物时，需反复操作，直至酥脆为度。

三　七

【处方用名】

三七、三七粉、熟三七。

【来源】

本品为五加科植物三七 *Panax notoginseng*（Burk.）F. H. Chen 的干燥根和根茎，秋季花开前采挖，洗净，分开主根、支根及根茎，干燥。支根习称"筋条"，根茎习称"剪口"。

【炮制方法】

（1）三七：取原药材，除去杂质，用时捣碎。

（2）三七粉：取三七，洗净，干燥，研为细粉。

（3）熟三七：取净三七打碎，分开大、小块，用食用油炸至表面呈棕黄色时取出，沥去油，研为细粉；或取三七洗净，蒸透后取出，及时切片，干燥。

【质量要求】

（1）三七：呈圆锥形或圆柱形，表面呈灰褐色或灰黄色，有断续的纵皱纹和支根痕；顶端有茎痕，周围有瘤状突起；体重，质坚实；切面呈灰绿色、黄绿色或灰白色；木部微呈放射状排列；气微，味苦回甜。

（2）三七粉：为灰黄色粉末；油炸熟三七粉为浅黄色粉末，略有油气，味微苦。

（3）熟三七：为类圆形薄片，表面呈棕黄色、角质样，有光泽；质坚硬，易折断；气微，味苦回甜。

【炮制作用】

三七味甘、微苦，性温，归肝、胃经，具有散瘀止血、消肿定痛的功能。生品止血化瘀、消肿定痛之力较强，具有止血而不留瘀、化瘀而不会导致出血的优点，常用于各种出血证，以及跌打损伤、瘀滞肿痛等病症。三七粉与三七功效相同，入汤剂时可用生三七打碎，与其他药物共煎；亦可吞服或外敷，可用于创伤出血等病症。熟三七止血化瘀作用较弱，以滋补为主，可用于身体虚弱、气血不足之证。

【储存】

本品需储存于干燥容器内，密闭，置阴凉干燥处，防蛀，防潮。

（姚进龙）

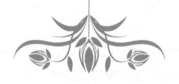

第三十三章

煅　法

　　将药物直接放于无烟炉火中或适当的耐火容器内煅烧的一种方法，称为煅法。有些药物煅红后还要趁炽热投入规定的液体辅料中淬一下，称为煅淬法。

　　煅法起源甚早，《五十二病方》中即有用燔法处理矿物药、动物药和少量植物药的记载。《黄帝内经》记载的 13 个药方中，就有"生铁落饮"（煅）、小金丹（辰砂、雄黄、雌黄等合煅）、左角发燔治（焖煅）3 个药方的做法。《金匮玉函经》提出："有须烧炼炮炙，生熟有定。"烧和炼就是不同程度的"燔"，两者只是温度高低、时间长短的差别。古代文献所采用的"燔""烧""炼"，均包含于如今的煅法之中，即程度不同的各种煅法。

　　药物经高温煅烧可使质地、药性、功效发生变化，并可使质地疏松，利于粉碎和有效成分的溶出，减少或消除副作用，从而提高疗效或产生新的药效。

　　煅法主要适用于矿物类中药以及质地坚硬的药物，如贝壳类药物、化石类药物，或某些中成药在制备过程需要综合制炭（如砒枣散）的各类药物。此外，焖煅法多用于制备某些植物类和动物类药物的炭药。

　　煅法的操作要掌握药物粒度的大小与煅制温度、煅制时间的关系，注意药物受热要均匀，掌握煅至"存性"的质量要求，植物类药要特别注意防止灰化，矿物类及其他类药物均需煅至体松质脆的标准。

依据操作方法和要求的不同，煅法可分为明煅法、煅淬法、扣锅煅法（焖煅）。

一、明煅法

药物煅制时不隔绝空气的方法，称为明煅法，又称直火煅法。该法主要适用于矿物类、贝壳类及化石类药物。

1. 目的

（1）使药物质地酥脆，常用于花蕊石等。

（2）除去结晶水，常用于白矾、硼砂等。

（3）使药物有效成分易于煎出，常用于钟乳石、花蕊石等。

2. 操作方法

（1）敞锅煅：指将药物直接放入煅锅内，用武火加热的煅制方法。此法适用于含结晶水的易熔矿物类药，如白矾等。

（2）炉膛煅：指将质地坚硬的矿物药直接放于炉火上煅至红透，取出放凉的方法。煅后易碎或煅时爆裂的药物需装入耐火容器或适宜容器内煅透，放凉。

（3）平炉煅：指将药物置于炉膛内，用武火加热，并用鼓风机促使温度迅速升高和升温均匀的方法。在煅制过程中，可根据要求适当翻动，使药材受热均匀，煅至药材发红或红透（通过观察孔可见炉膛发红或红亮）时停止加热，取出放凉或进一步加工。此法煅制效率较高，适用于大量生产。

（4）反射炉煅：将燃料投入炉内点燃，并用鼓风机吹旺，然后将燃料口密闭，从投料口投入药材，再将投料口密闭，鼓风并燃至指定时间，适当翻动，使药材受热均匀，煅红后停止鼓风，继续保温煅烧，稍后取出放凉或进一步加工。此法煅制效率较高，适用于大量生产。

3. 注意事项

（1）将药物按大小分档，以免煅制时生熟不均。

（2）煅制宜一次煅透，中途不得停火，以免出现夹生现象。

（3）煅制温度、时间应适度，要根据药材的性质而定。例如，主含云母类、石棉类、石英类矿物药，煅时温度应高，时间应长（短时间煅烧即使达到"红透",其理化性质也很难改变);而对主含硫化物类和硫酸盐类药物,煅时温度不一定太高,时间需稍长,以使结晶水挥发彻底并达到理化性质应有的变化程度。

(4)有些药物在煅烧时会产生爆溅,可在容器上加盖(但不密闭),以防爆溅。

白　矾

【处方用名】

白矾、明矾、枯矾。

【来源】

本品为硫酸盐类矿物明矾石经加工提炼制成,主含含水硫酸铝钾。

【炮制方法】

(1)白矾:取原药材,除去杂质,捣碎或研细。

(2)枯矾:取净白矾,敲成小块,置于煅锅内,用武火加热至熔化,继续煅至膨胀松泡,呈白色蜂窝状固体,完全干燥后,停火,放凉后取出,研成细粉。煅制白矾时应一次性煅透,中途不得停火,不要搅拌,否则搅拌后堵塞了水分挥发的通路,易形成凉后的"僵块"。

【质量要求】

(1)白矾:为半透明结晶块状物,无色、乳白色或带微黄色;体重质坚而脆,气微,味微甜而涩。白矾饮片重金属不得超过20.0%,含水硫酸铝钾含量不得少于99.0%。

(2)枯矾:为不透明、白色、蜂窝状或海绵状固体块状物或细粉,无结晶样物质;体轻质松,手捻易碎,味酸涩。

【炮制作用】

白矾味酸、涩,性寒,归肺、大肠、肝经,外用可解毒、杀虫、止痒,内服可化痰、止血、止泻,具有解毒杀虫、清热化痰、燥湿止痒的功能,可用于湿疹、疥癣、癫痫、中风、喉痹等病症。枯矾酸寒之性降低,涌吐作用减弱,增强了收涩敛疮、止血化腐作用,可用于湿疹湿疮、聤耳流脓、阴痒带下、久泻、便血、崩漏、鼻衄齿衄、鼻息肉等病症。

【储存】

本品需储存于干燥容器内,置干燥处,防潮,防尘。

石 膏

【处方用名】

生石膏、煅石膏。

【来源】

本品为硫酸盐类矿物硬石膏族石膏，主要含含水硫酸钙，采挖后，除去泥沙及杂石。

【炮制方法】

(1)生石膏：取原药材，洗净，晒干，敲成小块，除去夹石，碾成细粉。

(2)煅石膏：取净石膏块，置无烟炉火或耐火容器内，用武火加热，煅至红透，取出，晾凉后碾碎。

【质量要求】

(1)生石膏：呈不规则块状或粉末，白色、灰色或淡黄色；纵断面呈纤维状或板状，并有绢丝样光泽，半透明；体重质坚硬而松，无臭，味淡。生石膏含含水硫酸钙不得少于95.0%。

(2)煅石膏：呈不规则块状或条状，洁白或粉白色，纹理被破坏，光泽消失，不透明；表面松脆，易剥落，质地轻松。煅石膏含硫酸钙不得少于92.0%(1g硫酸钙相当于含水硫酸钙1.26g)。

【炮制作用】

石膏味辛、甘，性大寒，归肺、胃经，具有清热泻火、除烦止渴的功能。生石膏可用于外感热病、高热烦渴、肺热喘咳、胃火亢盛、头痛、牙痛等病症。煅石膏具有收湿、生肌、敛疮、止血的功能，可用于溃疡不敛、湿疹瘙痒、水火烫伤、外伤出血等病症。

【储存】

本品需储存于干燥容器内，置干燥处。

石决明

【处方用名】

石决明、煅石决明。

【来源】

本品为鲍科动物杂色鲍 *Haliotis diversicolor* Reeve、皱纹盘鲍 *Haliotis*

discus hannai Ino、羊鲍 *Haliotis ovina* Gmelin、澳洲鲍 *Haliotis ruber*（leach）、耳鲍 *Haliotis asinina* Linnaeus 或白鲍 *Haliotis laevigata*（Donovan）的贝壳，夏、秋二季捕捉，去肉，洗净，干燥。

【炮制方法】

（1）石决明：取原药材洗净，干燥，碾碎或碾粉。

（2）煅石决明：取净石决明，置耐火容器内或置于无烟炉火上，用武火加热，煅至灰白色或青灰色，易碎时取出，放凉，碾碎。

【质量要求】

（1）石决明：为不规则的碎片或细粉；外面粗糙，呈灰棕色，具有青灰色斑；内面光滑，有珍珠样光彩；质坚硬，不易破碎，研碎后呈灰白色粗粉，显珍珠样光彩。

（2）煅石决明：为不规则的小碎块或细粉，呈灰白色或青灰色，无光泽；质地脆。

【炮制作用】

石决明味咸，性寒，归肝经，具有平肝潜阳、清肝明目的功能。生石决明偏于平肝潜阳，用于头痛眩晕、惊痫抽搐。煅石决明（质地疏松，便于粉碎，有利于外用涂敷撒布，并利于煎出有效成分）咸寒之性降低，平肝潜阳的功效缓和，增强了固涩收敛、明目作用，可用于目赤翳障、青盲雀目、痔漏成管等病症。

【储存】

本品需储存于干燥容器内，置干燥处。

二、扣锅煅法

药物在高温缺氧条件下煅烧成炭的方法，称为扣锅煅法，又称密闭煅、焖煅、暗煅，适用于煅制质地疏松、炒炭易灰化或有特殊需要，以及某些中成药在制备过程中需要综合制炭的药物。

1. 目的

（1）改变药物性能，产生或增强止血作用，常用于血余炭。

（2）降低毒性，常用于干漆。

2. 操作方法

将药物置于锅中，上盖一较小的锅，两锅结合处用盐泥封严，在扣锅上压一重物，防止锅内气体膨胀而冲开扣锅，在扣锅底部贴一白纸条或放几粒大米，用武火加热，煅至白纸或大米呈深黄色、药物全部炭化为度；亦可在两锅盐泥封闭处留一小孔，用筷子塞住，时时观察小孔处的烟雾，当烟雾由白变黄并转为青烟，之后逐渐减少时，降低火力，煅至基本无烟时，离火，待完全冷却后，取出药物。

3. 注意事项

(1)煅烧过程中由于药物受热炭化，有大量气体及浓烟从锅缝中喷出，因此应随时用湿泥堵封，以防空气进入，使药物灰化。

(2)药材煅透后应放置冷却再开锅，以免药材遇空气后燃烧灰化。

(3)煅锅内药料不宜放得过多、过紧，以免煅制不透，影响煅炭质量。

(4)判断药物是否煅透的方法，除观察米和纸的颜色外，还可用滴水即沸的方法来判断。

血余炭

【处方用名】

血余炭。

【来源】

本品为人头发制成的炭化物。

【炮制方法】

取头发，除去杂质，反复用稀碱水洗去油垢，用清水漂净，晒干，装于锅内，上扣一个口径较小的锅，两锅结合处用盐泥或黄泥封固，上压重物，扣锅底部贴一白纸条，或放几粒大米，用武火加热，煅至白纸或大米呈深黄色为度，离火，待凉后取出，剁成小块。

【质量要求】

本品呈不规则的小块状，大小不一，乌黑而光亮，呈蜂窝状，互碰时有清脆之声；体轻质松易碎，有臭气，味苦。血余炭酸不溶性灰分不得超过 10.0%。

【炮制作用】

血余炭味苦、涩，性平，归肝、胃、膀胱经，具有止血、化瘀的功能。本品不生用，入药必须煅制成炭。血余炭具有止血作用，主要用于吐血、咯血、衄血、尿血、崩漏下血、外伤出血等病症。

【储存】

本品需储存于干燥容器内，密闭，置干燥处。

（姚进龙）

第三十四章
蒸煮法

蒸煮法为水火共制法。这里的水，可以是清水，也可以是酒、醋或药汁（如甘草汁、黑豆汁），即便是用固体辅料，操作时仍需加水来进行蒸煮，如豆腐制珍珠、藤黄、硫黄。

蒸制是利用水蒸气加热药物（或药物与辅料）的方法。不加辅料蒸制的时间较短，目的是软化药材、便于切制或使药物便于保存，如清蒸木瓜、天麻、桑螵蛸、黄芩、人参等。加辅料蒸制的时间相对较长，主要目的在于改变药物性味，产生新的功能，扩大临床适用范围，如酒蒸地黄、大黄，黑豆汁蒸何首乌；亦可增强疗效，如酒蒸肉苁蓉、黄精、山茱萸、女贞子、五味子等。

煮制是利用水、辅料或药汁的温度加热药物，无论是清水煮（如用于川乌、草乌）、加液体辅料或药汁煮（如用于附子、吴茱萸、远志）还是用固体辅料豆腐煮（如用于藤黄、硫黄），主要目的都是为了降低毒性或消除副作用。

一、蒸法

将净选或切制后的药物加液体辅料或不加辅料，装入蒸制容器内隔水加热至一定程度的方法，称为蒸法。其中，不加辅料者为清蒸，加辅料者为加辅料蒸。直接利用流通蒸汽蒸者，称为直接蒸法；药物在密闭条件下隔水蒸者，称为间接蒸法；加辅料后在密闭条件下隔水蒸制，称为炖法。

1. 目的

(1)改变药物性能，扩大用药范围，常用于何首乌、地黄等。

(2)增强疗效，常用于肉苁蓉、山茱萸等。

(3)缓和药性，常用于大黄、女贞子等。

(4)减少副作用，常用于大黄、黄精等。

(5)保存药效、利于储存，常用于黄芩、桑螵蛸等。

(6)便于软化切制，常用于木瓜、天麻等。

2. 操作方法

蒸法根据药物的性质和要求的不同，分为清蒸法、加辅料蒸法和炖法。

(1)清蒸法：取净药材，按大小分档，置适宜的蒸制容器内，用蒸汽加热，蒸至规定程度，放凉，取出，晾至六成干，切片或段，干燥。

(2)加辅料蒸法：取净药材，按大小分档，加入液体辅料拌匀，润透后，置适宜的蒸制容器内，用蒸汽加热，蒸至规定程度，取出，稍晾，拌回蒸液(剩余的液体辅料)，再晾至六成干，切片或段，干燥。

(3)炖法：取净药材，按大小分档，加入液体辅料拌匀，润透后，置适宜的蒸制容器内，密闭，隔水或用蒸汽加热炖透，或炖至辅料完全被吸尽时，放凉，取出，晾至六成干，切片或段，干燥。

蒸制的操作工序一般要求先将净药材分档，加辅料进行蒸或炖，还要加入辅料与药物拌匀，再隔水或用蒸汽蒸制。质地坚硬的药物在蒸制前可先用水浸润1~2小时，以改善蒸制效果。蒸制时间一般视药物性质而定，短者需1~2小时，长者需数十小时，有的则要求反复蒸制，如九蒸九晒法。

3. 注意事项

(1)须用液体辅料拌蒸的药物应待辅料药物被吸尽后再进行蒸制。

(2)蒸制时，一般先用武火加热，待"圆汽"(即水蒸气充满整个蒸制容器并从锅盖周围大量溢出)后改为文火，保持锅内有足够的蒸汽即可。但在非密闭容器中酒蒸时，从开始到结束要一直用文火蒸制，防止酒很快挥发。

（3）蒸制时要注意火候，若时间太短，则达不到蒸制目的；若蒸得过久，则影响药效，有的药物可能"上水"，致使水分过大，难以干燥。

（4）须长时间蒸制的药物应不断添加开水，以免蒸汽中断，特别应注意不要将水蒸煮干，以免影响药物质量。需日夜连续蒸制者，应有专人值班，以保安全。

（5）加辅料蒸制完毕后，若容器内有剩余的液体辅料（蒸液），应拌入药物后再进行干燥。

黄　芩

【处方用名】

黄芩、黄芩炭。

【来源】

本品为唇形科植物黄芩 *Scutellaria baicalensis* Georgi 的干燥根，春、秋二季采挖，除去须根及泥沙，晒后撞去粗皮，晒干。

【炮制方法】

取原药材，除去杂质，洗净，按大小分档，置蒸制容器内隔水加热，蒸至"圆汽"后，再蒸半小时，候质地软化，取出，趁热切薄片，干燥；或将净黄芩置沸水中煮10分钟，取出，闷8~12小时，直至内外湿度一致时切薄片，干燥（注意应避免暴晒）。

【质量要求】

蒸制后的药材为类圆形或不规则形薄片，外表皮呈黄棕色或棕褐色；切面呈黄棕色或黄绿色，具有放射性纹理，中心部分多呈枯朽状的棕色圆心，周边呈棕黄色或深黄色，质硬而脆；气微，味苦。黄芩饮片含黄芩苷不得少于8.0%。

【炮制作用】

黄芩味苦，性寒，归肺、胆、脾、大肠、小肠经，具有清热燥湿、泻火解毒、止血、安胎的功能。蒸或沸水煮黄芩的目的是灭活酶，防止苷类成分分解，以保存药效，又能使药物软化，便于切片。黄芩清热泻火解毒力强，可用于热病、湿温、黄疸、泻痢、乳痈发背等病症。

【储存】

本品需储存于通风干燥处，防潮。

人　参

【处方用名】

人参、生晒参、红参。

【来源】

本品为五加科植物人参 *Panax ginseng* C. A. Mey. 的干燥根和根茎，多于秋季采挖，洗净。经晒干或烘干者，称为生晒参；经蒸制后干燥者，称为红参。

【炮制方法】

(1)生晒参：取原药材，润透，切薄片，干燥；或用时捣碎。

(2)红参：取原药材，洗净，经蒸制干燥后即为红参。用时蒸软，或稍浸后烤软，切薄片，干燥；或用时捣碎。

【质量要求】

(1)生晒参：为圆形或类圆形薄片，表面呈灰白色，显菊花纹，粉性；体轻，质脆，有特异香气，味微苦、甘。生晒参饮片含水分不得超过 12.0%，总灰分不得超过 5.0%，人参皂苷 Rg_1 和人参皂苷 Re 的总量不得少于 0.3%，人参皂苷 Rb_1 不得少于 0.2%。

(2)红参：为圆形或类圆形薄片，表面呈红棕色或深红色；质硬而脆，为角质样，气微香，味甘、微苦。红参含水分同生品，人参皂苷 Rg_1 和人参皂苷 Re 的总量不得少于 0.25%，人参皂苷 Rb_1 同生品。

【炮制作用】

人参味甘、微苦，性微温，归脾、肺、心、肾经，具有大补元气、复脉固脱、补脾益肺、生津养血、安神益智的功能。生晒参偏于补气生津、复脉固脱、补脾益肺，可用于体虚欲脱、肢冷脉微、脾虚食少、肺虚喘咳、津伤口渴、内热消渴、气血亏虚、久病虚羸、惊悸失眠、阳痿宫冷等病症。红参味甘、微苦，性温，归脾、肺、心、肾经，具有大补元气、复脉固脱、益气摄血的功能，可用于体虚欲脱、肢冷脉微、气不摄血、崩漏下血等病症。

【储存】

本品需储存于干燥容器内，密闭，置阴凉干燥处，防霉、防蛀。

天　麻

【处方用名】

天麻。

【来源】

本品为兰科植物天麻 *Gastrodia elata* BL. 的干燥块茎，立冬后至次年清明前采挖，立即洗净，蒸透，敞开，低温干燥。

【炮制方法】

取原药材，除去杂质及黑色泛油者，洗净，润透或蒸软，切薄片，干燥。

【质量要求】

本品为不规则的薄片，外表皮呈淡黄色至淡黄棕色，有时可见点状排成的横环纹；切面呈黄白色至淡棕色；角质样，半透明，气微，味甘。天麻饮片含水分不得超过15.0%，总灰分不得超过4.5%，醇溶性浸出物不得少于10.0%，天麻素不得少于0.2%。

【炮制作用】

天麻味甘，性平，归肝经，具有息风止痉、平抑肝阳、祛风通络的功能，可用于小儿惊风、癫痫抽搐、破伤风、头痛眩晕、手足不遂、肢体麻木、风湿痹痛等病症。蒸天麻主要是为了便于软化切片，同时可破坏酶，保存苷类成分。

【储存】

本品需储存于干燥容器内，密闭，置通风干燥处，防蛀。

何首乌

【处方用名】

何首乌、制何首乌。

【来源】

本品为蓼科植物何首乌 *Polygonum multiflorum* Thunb. 的干燥根，秋、冬二季枯萎时采挖，削去两端，洗净泥沙，大个的切成块，干燥。

【炮制方法】

(1)何首乌：取原药材，除去杂质，洗净，稍浸，润透，切厚片或块，干燥。

(2)制何首乌：取何首乌片或块，用黑豆汁拌匀，润透，置非铁质的蒸制容器内，密闭，炖至汁液吸尽，药物呈棕褐色；或用清蒸法；或用黑豆汁拌匀后，蒸至药物内外均呈棕褐色时取出，干燥；或晒至半干，切片，干燥。每100kg何首乌片(块)用黑豆10kg。

黑豆汁制法：取黑豆10kg，加水适量，煮约4小时，熬汁约15kg；将黑豆渣再加水煮3小时，熬汁约10kg。将两次的汁液合并，得黑豆汁约25kg。

【质量要求】

(1)何首乌：为不规则的厚片或块，外表皮呈红棕色或红褐色，皱缩不平，有浅沟；切面呈浅黄棕色或浅红棕色；质呈粉性，气微，味微苦而甘涩。何首乌饮片含水分不得超过10.0%，总灰分不得超过5.0%，二苯乙烯苷含量不得少于1.0%，结合蒽醌(以大黄素和大黄素甲醚的总量计)含量不得少于0.05%。

(2)制何首乌：为不规则皱缩状的块片，厚约1cm，表面呈黑褐色或棕褐色，质坚硬；断面呈角质样，棕褐色或黑色；气微，味微甘而苦涩。制何首乌含水分不得超过12.0%，总灰分不得超过9.0%，醇溶性浸出物不得少于5.0%，二苯乙烯苷不得少于0.7%，游离蒽醌(以大黄素和大黄素甲醚的总量计)不得少于0.1%。

【炮制作用】

何首乌味苦、甘、涩，性温，归肝、心、肾经。生何首乌苦泄性平兼发散，具有解毒消肿、润肠通便、截疟的功能，可用于瘰疬疮痈、风疹瘙痒、肠燥便秘、久疟不止等病症，以及高脂血症。制何首乌味转甘厚而性转温，增强了补肝肾、益精血、乌须发、强筋骨的作用，可用于血虚萎黄、眩晕耳鸣、须发早白、腰膝酸软、肢体麻木、崩漏带下、久疟体虚等病症。

【储存】

本品需储存于干燥容器内，密闭，置通风干燥处，防霉，防蛀。

地 黄

【处方用名】

鲜地黄、生地黄、熟地黄。

【来源】

本品为玄参科植物地黄 *Rehmannia glutinosa* Liboisch. 的新鲜或干燥块根，秋季采挖，除去芦头、须根及泥沙，鲜用；或将地黄缓缓烘焙至约八成干。鲜用者习称"鲜地黄"，烘干者习称"生地黄"。

【炮制方法】

(1)鲜地黄：取鲜药材，除去杂质，洗净，用时切厚片或绞汁。

(2)生地黄：取干药材，除去杂质，洗净，闷润，切厚片。

(3)熟地黄：取净生地黄，加黄酒拌匀，置蒸制容器内，密闭，隔水蒸至酒吸尽，药物显乌黑色光泽、味转甜时取出，晒至外皮黏液稍干，切厚片，干燥，每100kg生地黄用黄酒30～50kg；或者取净生地黄置蒸制容器内，蒸至黑润时取出，晒至八成干，切厚片或块，干燥。

【质量要求】

(1)鲜地黄：呈纺锤形或条状，外皮薄；表面呈浅红黄色，具有弯曲的纵皱纹、芽痕、横长皮孔样突起及不规则瘢痕；肉质，易断，断面皮部呈淡黄白色，可见橘红色油点，木部呈黄白色，导管呈放射状排列；气微，味微甜、微苦。

(2)生地黄：呈类圆形或不规则的厚片，外表皮呈棕黑色或棕灰色，极皱缩，具有不规则的横曲纹；切面呈棕黑色或乌黑色，有光泽，具有黏性；质柔软，坚实，气微，味微甜。生地黄饮片含水分不得超过15.0%，总灰分不得超过8.0%，酸不溶性灰分不得超过3.0%，水溶性浸出物不得少于65.0%，梓醇不得少于0.2%，毛蕊花糖苷不得少于0.02%。

(3)熟地黄：为不规则的块片、碎块，表面呈乌黑色，有光泽，黏性大；质柔软而带韧性，不易折断；断面呈乌黑色，有光泽；气微，味甜。熟地黄含毛蕊花糖苷不得少于0.02%。

【炮制作用】

鲜地黄味甘、苦，性寒，归心、肝、肾经，具有清热生津、凉血、止血的功能，可用于热病伤阴、舌绛烦渴、温毒发斑、吐血衄血、咽喉肿痛等病症。生地黄味甘，性寒，归心、肝、肾经，为清热凉血之品，具有清热凉血、养阴生津的功能，可用于热入营血、温毒发斑、吐血衄血、热病伤阴、舌绛烦渴、津伤便秘、阴虚发热、骨蒸劳热、内热消渴等病症。熟地黄味甘，性微温，归肝、肾经，具有补血滋阴、益精填髓的功能，可用于血虚萎黄、心悸怔忡、月经不调、崩漏下血、肝肾阴虚、腰膝酸软、骨蒸潮热、盗汗遗精、内热消渴、眩晕耳鸣、须发早白等病症。

【储存】

鲜地黄放在阴凉干燥处或埋于砂土中，防冻；其他制品需储存于干燥容器内，密闭，置阴凉干燥处，防霉，防蛀。

肉苁蓉

【处方用名】

肉苁蓉。

【来源】

本品为列当科植物肉苁蓉 *Cistanche deserticola* Y. C. Ma 或管花肉苁蓉 *Cistanche tubulosa*（Schenk）Wight 的干燥带鳞叶的肉质茎，春季苗刚出生时或秋季冻土之前采挖，除去茎尖，切段，晒干。

【炮制方法】

（1）肉苁蓉：取原药材，除去杂质，洗净，浸泡，润透后切厚片，干燥。有盐质者，先将盐分漂净后再切厚片，干燥。

（2）酒苁蓉：取净肉苁蓉片，加黄酒拌匀，置蒸制容器内，隔水蒸或密闭隔水炖至酒被吸尽，表面呈黑色时取出，干燥。每 100kg 肉苁蓉片用黄酒 30kg。

【质量要求】

（1）肉苁蓉：呈不规则形的厚片，表面呈棕褐色或灰棕色，有的可见肉质鳞叶；切面有淡棕色或棕黄色点状维管束，排列成波状环纹（肉苁蓉）或切面散生点状维管束（管花肉苁蓉）；质坚脆，气微，味甜、微苦。肉苁蓉饮片含水分不得超过 10.0%，总灰分不得超过 8.0%，醇溶性浸出物不得少于 35.0%（肉苁蓉）或 25.0%（管花肉苁蓉），松果菊苷和毛蕊花糖苷的总量不得少于 0.3%（肉苁蓉）或 1.5%（管花肉苁蓉）。

（2）酒苁蓉：形如肉苁蓉片，表面呈黑棕色；质柔润，略有酒香气，味甜、微苦。

【炮制作用】

肉苁蓉味甘、咸，性温，归肾、大肠经，具有补肾阳、益精血、润肠通便的功能。肉苁蓉生品补肾止浊、滑肠通便力强，多用于便秘、白浊等病症。酒苁蓉补肾助阳之力增强，多用于阳痿、腰痛、不孕等病症。

【储存】

本品需储存于干燥容器内，密闭，置通风干燥处，防受潮后起霜，防霉，防蛀。

二、煮法

将净选过的药物加辅料或不加辅料放入锅内（固体辅料需先捣碎或切制）加适量清水同煮的方法，称为煮法。

1. 目的

（1）消除或降低药物的毒副作用：常用于川乌、附子等。

（2）清洁药物：常用于珍珠等。

2. 操作方法

煮制的操作方法因各药物的性质、辅料来源及炮制要求不同而异，可分为以下 3 种方法。

（1）清水煮：将药物净制、按大小分档后，加水浸泡至内无干心时取出，置适宜容器内，加水没过药面，以武火煮沸，改用文火煮至内无白心，取出，切片，常用于乌头；或加水以武火煮沸，投入净药材，煮至一定程度，取出，闷润至内外湿度一致，切片，常用于黄芩。

（2）药汁煮或醋煮：将药物净制、按大小分档后，加药汁或醋拌匀，再加水没过药面，以武火煮沸，改用文火煮至药透汁尽时取出，切片，干燥，如醋莪术、甘草水煮远志。

（3）豆腐煮：将药物掺入豆腐中，放置于适宜容器内，加水没过豆腐，煮至规定程度，取出放凉，除去豆腐。

3. 注意事项

（1）按大小分档：药材大小不同，对煮制时间要求则不同，为了保证产品质量均匀一致，在炮制前应先对药材进行分档。

（2）加水量适当：加水量的多少应根据要求而定，如毒剧药清水煮时加水量宜大，要求药透汁不尽，煮后将药捞出，去除母液。加液体辅料煮制时，加水量应控制适宜，要求药透汁尽。如加水过多，药透而汁未吸尽，则有损于药效；如加水过少，则药煮不透，亦会影响质量。

（3）火力适当：先用武火煮至沸腾，再改用文火保持微沸，否则水会迅速蒸发，不易向药物组织内部渗透。煮制中途需加水时，应加入沸水。

（4）及时干燥或切片：煮好药材后出锅，应及时晒干或烘干。如需切片，则可闷润至内外湿度一致，先切成饮片，再进行干燥，如黄芩；或适当晾晒，再切片，干燥，如乌头。

川　乌

【处方用名】

生川乌、制川乌。

【来源】

本品为毛茛科植物乌头 *Aconitum carmichaelii* Debx. 的干燥母根，6月下旬至8月上旬采挖，除去子根、须根及泥沙，晒干。

【炮制方法】

(1)生川乌：取原药材，拣净杂质，洗净灰屑，晒干。

(2)制川乌：取生川乌，按大小分档，用水浸泡至内无干心时取出，加水煮沸4~6小时或蒸6~8小时，直至取个大及实心者切开无白心、口尝微有麻舌感时取出，晾至六成干，切厚片，干燥。

【质量要求】

(1)生川乌：呈倒圆锥形，稍弯曲，散生有小瘤状侧根；表面呈棕褐色或灰棕色，有细纵皱纹；质坚实，断面呈类白色或浅灰黄色；气微，味辛辣麻舌。生川乌饮片含水分不得超过12.0%，总灰分不得超过9.0%，酸不溶性灰分不得超过2.0%，乌头碱、次乌头碱和新乌头碱的总量应为0.05%~0.17%。

(2)制川乌：为不规则厚片，表面呈灰褐色或暗黄色，有灰棕色多角形环纹；体轻而质脆，断面有光泽；气微，微有麻舌感。制川乌含水分不得超过11.0%，双酯型生物碱(以乌头碱、次乌头碱和新乌头碱的总量计)不得超过0.04%，含苯甲酰乌头原碱、苯甲酰次乌头原碱及苯甲酰新乌头原碱的总量应为0.07%~0.15%。

【炮制作用】

川乌味辛、苦，性热，有大毒，归心、肝、脾、肾经，具有祛风除湿、温经止痛的功能。生川乌有大毒，多外用于风冷牙痛、疥癣、痈肿等病症。制川乌毒性降低，可供内服，用于风寒湿痹、肢体疼痛、麻木不仁、心腹冷痛、疝痛、跌打肿痛等病症。

【储存】

本品需储存于干燥容器内，置通风干燥处。生品需防蛀，按医疗用毒性药品管理；制品需防潮、防霉。

草乌

【处方用名】

草乌、生草乌、制草乌。

【来源】

本品为毛茛科植物北乌头 *Aconitum kusnezoffii* Reichb. 的干燥块根，均系野生，秋季茎叶枯萎时采挖，除去须根及泥沙，干燥。

【炮制方法】

(1)生草乌：取原药材，除去杂质，洗净，干燥。

(2)制草乌：取净草乌，按大小分档，用水浸泡至内无干心时取出，加水煮沸至取大个及实心者切开内无白心、口尝微有麻舌感时取出，晾至六成干，切薄片，干燥。

【质量要求】

(1)生草乌：呈倒圆锥形，稍弯曲而瘦长，表面呈暗棕色或灰褐色，外皮皱缩，偶有突起的支根"钉角"；质坚，破碎面为灰白色，呈粉性；无臭，味辛辣、麻舌。生草乌饮片含杂质(残茎)不得超过5.0%，含水分不得超过12.0%，总灰分不得超过6.0%，乌头碱、次乌头碱和新乌头碱的总量应为0.10%~0.50%。

(2)制草乌：呈不规则类圆形或近三角形片状，表面呈黑褐色，有灰白色多角形形成层环及点状维管束，并有空隙，周边皱缩或弯曲；

质脆，无臭，味微辛辣，稍有麻舌感。制草乌含水分同生品，双酯型生物碱(以乌头碱、次乌头碱和新乌头碱的总量计)不得超过0.04%，含苯甲酰乌头原碱、苯甲酰次乌头原碱及苯甲酰新乌头原碱的总量应为0.02%~0.07%。

【炮制作用】

草乌味辛、苦，性热，有大毒，归心、肝、脾、肾经，具有祛风除湿、温经止痛的功能。生草乌有大毒，多外用，可用于喉痹、痈疽、疔疮、瘰疬等病症。制草乌毒性降低，可供内服，多用于风寒湿痹、关节疼痛、心腹冷痛、跌打疼痛等病症。

【储存】

本品需储存于干燥容器内，置通风干燥处。生品需防蛀，按医疗用毒性药品管理；制品需防潮、防霉。

附　子

【处方用名】

盐附子、黑顺片、白附片、淡附片。

【来源】

本品为毛茛科植物乌头 *Aconitum carmichaelii* Debx. 子根的加工品，6月下旬至8月上旬采挖，除去母根、须根及泥沙，习称"泥附子"。

【炮制方法】

(1)盐附子：选个大、均匀的泥附子，洗净，浸入食用胆巴的水溶液中过夜，再加食盐，继续浸泡，每天取出晾晒，并逐渐延长晾晒时间，直至附子表面出现大量结晶盐粒(盐霜)且体质变硬。

(2)黑顺片：取泥附子，按大小分别洗净，浸入食用胆巴的水溶液中数天，连同浸液煮至透心，捞出，水漂，纵切成厚约0.5cm的片，再用水浸漂，用调色液使附片染成浓茶色，取出，蒸至出现油面、光泽后，烘至半干，再晒干或继续烘干。

(3)白附片：选大小均匀的泥附子，洗净，浸入食用胆巴的水溶液中数天，连同浸液煮至透心，捞出，剥去外皮，纵切成厚约0.3cm的片，用水浸漂，取出，蒸透，晒干。

(4)淡附片：取净盐附子，用清水浸漂，每天换水2次或3次，至盐分漂尽，与甘草、黑豆加水共煮，至透心、切开后口尝无麻舌感时取出，除去甘草、黑豆，切薄片，干燥。每100kg盐附子用甘草5kg、黑豆10kg。

【质量要求】

(1)盐附子：呈圆锥形，长4~7cm，直径为3~5cm；表面呈灰黑色，被盐霜，顶端有凹陷的芽痕，周围有瘤状突起的支根或子根痕；体重，横切面呈灰褐色，可见充满盐霜的小空隙及多角形形成层环纹，环纹内侧导管束排列不整齐；气微，味咸而麻、刺舌。

(2)黑顺片：为纵切厚片，上宽下窄，外皮呈黑褐色，切面呈暗黄色；油润，具有光泽，呈半透明状，并有纵向导管束；质硬而脆，断面呈角质样，气微，味淡。

(3)白附片：形如黑顺片，表面呈黄白色(无外皮)，半透明。附片(黑顺片和白附片)含水分不得超过15.0%，双酯型生物碱(以新乌头碱、次乌头碱和乌头碱的总量计)不得超过0.02%，含生物碱(以乌头碱计)不得少于1.0%，含苯甲酰乌头原碱、苯甲酰次乌头原碱及苯甲酰新乌头原碱的总量不得少于0.01%。

(4)淡附片：为纵切片，外皮呈褐色；切片呈褐色，半透明，有纵向导管束；质硬，断面呈角质样；气微，味淡，口尝无麻舌感。淡附片含双酯型生物碱(以新乌头碱、次乌头碱和乌头碱的总量计)不得超过0.01%。

【炮制作用】

附子味辛、甘，性大热，有毒，归心、肾、脾经，具有回阳救逆、补火助阳、逐风寒湿邪的功能，可用于亡阳虚脱、肢冷脉微、阳痿、宫冷、心腹冷痛、虚寒吐泻、阴寒水肿、阳虚外感、寒湿痹痛等病症。生附子有毒，加工炮制后毒性降低，便于内服；加工成盐附子的目的是防止药物腐烂，利于储存；加工成黑顺片、白附片后毒性降低，可直接入药。淡附片长于回阳救逆、散寒止痛，可用于亡阳虚脱、肢冷脉微、阴寒水肿、阳虚外感、寒湿痹痛等病症。

【储存】

本品需储存于干燥容器内，密闭，置通风干燥处，防潮。

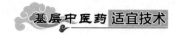

远 志

【处方用名】

远志、制远志。

【来源】

本品为远志科植物远志 *Polygala tenuifolia* Willd. 或卵叶远志 *Polygala sibirica* L. 的干燥根，春、秋两季采挖，除去须根及泥沙，晒干。

【炮制方法】

(1)远志：取原药材，除去杂质，略洗，润透，切段，干燥。

(2)制远志：取甘草，加适量水煎煮两次，合并煎液，浓缩至甘草量的10倍，再加入净远志，用文火煮至汤被吸尽时取出，干燥。每100kg远志段用甘草6kg。

【质量要求】

(1)远志：为圆柱形的段，外表皮呈灰黄色至灰棕色，有横皱纹；断面呈棕黄色，中空；气微，味苦、微辛，嚼之有刺喉感。远志饮片含水分不得超过12.0%，总灰分不得超过6.0%，70%乙醇醇溶性浸出物不得少于30.0%，细叶远志皂苷不得少于2.0%，远志𠮩酮Ⅲ不得少于0.15%，3，6′-二芥子酰基蔗糖不得少于0.5%。

(2)制远志：味略甜，嚼之无刺喉感。制远志酸不溶灰分不得超过3.0%，细叶远志皂苷同生品，远志𠮩酮Ⅲ不得少于0.10%，3，6′-二芥子酰基蔗糖不得少于0.3%。

【炮制作用】

远志味苦、辛，性温，归心、肾、肺经，具有安神益智、祛痰、消肿的功能。远志生品"戟人咽喉"，多外用涂敷，用于痈疽肿毒、乳房肿痛等病症。制远志既能缓和燥性，又能消除麻味、防止刺喉，以安神益智为主，可用于心神不安、惊悸失眠、健忘等病症。

【储存】

本品需储存于干燥容器内，密闭，置通风干燥处。

（姚进龙）

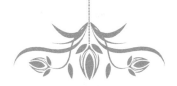

第三十五章
复制法

将净选后的药物加入一种或数种辅料并按规定操作程序反复炮制的方法，称为复制法。

复制法历史悠久，早在唐代，某些药物就有了复制的方法，如《千金翼方》中的造熟地黄、造干地黄等。部分药物自古至今有几十种复制的方法，其工艺和辅料等多不一致，具有地方炮制特色。本法的特点是用多种辅料或多种工序共同处理药物。现代的复制法与传统方法比较，其辅料种类、用量及工艺程序均有所改变。目前，复制法主要用于天南星、半夏等有毒中药的炮制。

一、目的

(1)降低或消除药物的毒性或刺激性，常用于半夏。

(2)改变药性，常用于天南星。

(3)增强疗效，常用于白附子。

(4)矫臭矫味，常用于紫河车。

二、操作方法

复制法没有统一的方法，具体方法和辅料的选择可视药物而定。一般将净选后的药物置一定容器内，加入一种或数种辅料，按工艺程序，或浸、泡、漂，或蒸、煮，或数法并用，反复炮制，以达到规定的质量要求。

三、注意事项

本法操作方法复杂、辅料品种较多、炮制一般需较长时间，故应注意以下几点。

（1）时间可选择在春、秋季。

（2）地点应选择在阴凉处，避免暴晒；为免腐烂，可加入适量明矾防腐。

（3）如要进行加热处理，则火力要均匀、水量要多，以免发生糊汤。

半　夏

【处方用名】

生半夏、清半夏、姜半夏、法半夏。

【来源】

本品为天南星科植物半夏 *Pinellia ternata*（Thunb.）Breit. 的干燥块茎，夏、秋二季采挖，洗净，除去外皮及须根，晒干。

【炮制方法】

（1）生半夏：取原药材，除去杂质，洗净，干燥，用时捣碎。

（2）清半夏：取净半夏，按大小分档，用8%白矾溶液浸泡至内无干心、口尝微有麻舌感时取出，洗净，切厚片，干燥。每100kg净半夏用白矾20kg。

（3）姜半夏：取净半夏，按大小分档，用水浸泡至内无干心时取出；另取生姜切片煎汤，加白矾，与半夏共煮至透心时取出，晾干，或晾至半干，干燥；或切薄片，干燥。每100kg净半夏用生姜25kg、白矾12.5kg。

（4）法半夏：取净半夏，按大小分档，用水浸泡至内无干心时取出；另取甘草适量，加水煎煮两次，合并煎液，倒入用适量石灰水配制的石灰液中搅匀，加入上述已浸透的半夏，浸泡，每天搅拌1次或2次，并保持浸液pH值在12以上，至切面黄色均匀、口尝微有麻舌感时取出，洗净，阴干或烘干。每100kg净半夏用甘草15kg、生石灰10kg。

【质量要求】

(1)生半夏：呈扁圆形、类圆形或偏斜形，大小不一，表面呈类白色或浅黄色，顶端有凹陷的茎痕，周围密布麻点状根痕，下面钝圆，较光滑；质坚实，断面洁白，富含粉性；无臭，味辛辣，麻舌而刺喉。生半夏饮片含水分不得超过14.0%，总灰分不得超过4.0%，水溶性浸出物不得少于9.0%，含总酸(以琥珀酸计)不得少于0.25%。

(2)清半夏：呈椭圆形、类圆形或不规则片，切面呈淡灰色至灰白色，可见灰白色点状或短线状维管束，有的残留栓皮处下方显淡紫红色斑纹；质脆，易折断，断面略呈角质样；气微，味微涩，微有麻舌感。清半夏饮片含水分不得超过13.0%，总灰分不得超过4.0%，白矾限量不得超过10.0%，水溶性浸出物不得少于7.0%，含总酸(以琥珀酸计)不得少于0.3%。

(3)姜半夏：呈淡黄棕色片状，质硬脆，具角质样光泽；气微香，味辛辣，微有麻舌感，嚼之有粘牙感。姜半夏饮片含水分同清半夏，总灰分不得超过7.5%，白矾限量不得超过8.5%，水溶性浸出物不得少于10.0%，含总酸(以琥珀酸计)同清半夏。

(4)法半夏：呈类球形或破碎成不规则颗粒状，表面为淡黄白色、黄色或棕黄色；质较松脆或硬脆，气微，味淡略甘，微有麻舌感。法半夏饮片含水分不得超过13.0%，总灰分不得超过9.0%，水溶性浸出物不得少于5.0%。

【炮制作用】

半夏味辛，性温，有毒，归脾、胃、肺经，具有化痰止咳、消肿散结的功能。生半夏有毒，可致人呕吐、咽喉肿痛、失音，一般不作内服，多作外用，多用于疮痈肿毒、湿痰咳嗽等病症。清半夏长于化痰，以燥湿化痰为主，多用于湿痰咳嗽、痰热内结、风痰吐逆、痰涎凝聚、咳吐不出者。姜半夏增强了降逆止呕作用，以温中化痰、降逆止呕为主，多用于痰饮呕吐、胃脘痞满等病症。法半夏偏于祛寒痰，同时具有调和脾胃的作用，多用于痰多咳嗽、痰饮眩悸等病症，亦可用于中药成方制剂中。

【储存】

本品需储存于干燥容器内，密闭，置通风干燥处，防潮，防虫蛀。

(姚进龙)

第三十六章

发酵、发芽法

发酵与发芽均系借助于酶和微生物的作用，使药物通过发酵与发芽过程改变其原有性能，增强或产生新的功效，扩大用药品种，以适应临床用药的需要的方法。因发酵法与发芽法都必须借助于酶和微生物的作用，且须具有一定的环境条件，如温度、湿度、空气、水分等，故合并在一章进行介绍。

一、发酵法

经净制或处理后的药物在一定的温度和湿度条件下，利用霉菌和酶的催化分解作用使药物发泡、生衣的方法，称为发酵法。

1. 目的

（1）改变原有性能，产生新的治疗作用，扩大用药品种，如六神曲、建神曲、淡豆豉等。

（2）增强疗效，如半夏曲。

2. 操作方法

发酵法一般先将药材根据不同品种，采用不同的方法进行加工处理后，再置于温度、湿度适宜的环境中进行发酵。常用的发酵法有药料与面粉混合发酵、直接用药料进行发酵，用药料与面粉混合发酵法炮制的有六神曲、建神曲、半夏曲、沉香曲等，直接用药料进行发酵的有淡豆豉、百药煎等。

由于发酵的过程主要是微生物新陈代谢的过程，因此此过程要保证其生长繁殖的条件。其主要条件包括以下几种。

（1）菌种：主要是利用空气中的微生物自然发酵，但有时会因菌种不纯而影响发酵的质量。

（2）培养基：主要为水、含氮物质、含碳物质、无机盐类等，如六神曲中面粉为菌种提供了碳源，赤小豆为菌种提供了氮源。

（3）温度：一般发酵的最佳温度为 30～37℃。温度太高，则菌种老化、死亡，不能发酵；温度过低，虽能保存菌种，但繁殖太慢，不利于发酵，甚至不能发酵。

（4）湿度：一般发酵的相对湿度应控制在 70%～80%。湿度太大，则药料发黏，且易生虫霉烂，造成药物发暗；过于干燥，则药物易散，不能成形。根据经验，湿度以"握之成团，指间可见水迹，放下轻击则碎"为宜。

（5）其他方面：应将发酵过程中的 pH 值控制在 4～7.6，并在有充足的氧或二氧化碳条件下进行。

3. 注意事项

发酵制品以曲块表面霉衣呈黄白色、内部有斑点为佳，同时应有酵香气味；不应出现黑色、霉味及酸败味。发酵应注意以下几个方面。

（1）原料在发酵前应进行杀菌、杀虫处理，以免杂菌感染，影响发酵质量。

（2）发酵过程须一次完成，不可中断及停顿。

（3）温度和湿度对发酵的速度影响很大，湿度过低或过分干燥，则发酵速度慢，甚至不能发酵；温度过高，则能杀死霉菌，不能发酵。

六神曲

【处方用名】

六神曲、神曲、焦神曲、炒神曲、麸炒神曲。

【来源】

本品为苦杏仁、赤小豆、鲜青蒿、鲜苍耳草、鲜辣蓼等药加入面粉（或麦麸）混合后经发酵而成的曲剂。

【炮制方法】

（1）神曲：取杏仁、赤小豆碾成粉末，与面粉混匀，加入鲜青蒿、鲜辣蓼、鲜苍耳草药汁，揉搓成捏之成团、掷之即散的粗颗粒状软材，置模具中压制成扁平方块（33cm×20cm×6.6cm），用鲜菏麻叶包严，放入箱内，按品字形堆放，在其上覆盖鲜青蒿，于30～37℃，经4～6天即能发酵。待药面生出黄白色霉衣时取出，除去菏麻叶，切成2.5cm见方的小块，干燥。每100kg面粉用杏仁、赤小豆各4kg，鲜青蒿、鲜辣蓼、鲜苍耳草各7kg，药汁为鲜草汁和其药渣煎出液。

（2）炒神曲：将神曲块投入热锅内，用文火加热，不断翻炒至表面呈微黄色时取出，放凉。

（3）麸炒神曲：取麦麸皮，均匀撒于热锅内，待烟起时，将神曲倒入，快速翻炒至神曲表面呈棕黄色时取出，筛去麸皮，放凉；或用清炒法炒至棕黄色。每100kg神曲用麦麸10kg。

（4）焦神曲：将神曲块投入热锅内，用文火加热，不断翻炒至表面呈焦褐色、内部呈微黄色、有焦香气时取出，摊开，放凉。

【质量要求】

（1）六神曲：为立方形小块，表面呈灰黄色，粗糙，质脆易断，微有发酵香气。

（2）炒神曲：表面呈微黄色，偶有焦斑，质坚脆。

（3）麸炒神曲：表面呈棕黄色，有麸香气。

（4）焦神曲：表面呈焦黄色，内为微黄色，有焦香气。

【炮制作用】

六神曲味甘、辛，性温，入脾、胃经。生六神曲可健脾开胃，并有发散作用。炒神曲健脾和胃功能增强，发散作用减弱。麸炒六神曲具有甘香气，以醒脾和胃为主。焦六神曲消食化积力强，以治食积泄泻为主。

【储存】

本品需储存于干燥容器内，置通风干燥处，防蛀，防潮。

二、发芽法

将净选后的新鲜成熟的果实或种子置于一定温度或湿度条件下促使其萌发幼芽的方法，称为发芽法。

1. 目的

发芽后，淀粉被分解为糊精、葡萄糖及果糖，蛋白质被分解成氨基酸，脂肪被分解成甘油和脂肪酸，并可产生各种消化酶、维生素，从而使药材具有了新的功效，并扩大了用药品种。

2. 操作方法

选择新鲜、粒大、饱满、无病虫害、色泽鲜艳的种子或果实，用清水浸泡适度后捞出，置于能透气且漏水的容器中或已垫好竹席的地面上，用湿物盖严，每天喷淋2次或3次清水，以保持湿润，经2~3天即可萌发幼芽；待幼芽长出0.2~1cm时，取出，干燥。

3. 注意事项

（1）发芽的温度一般以18~25℃为宜，浸渍后的含水量控制在42%~45%为宜。

（2）种子的浸泡时间应依气候、环境而定，一般春、秋季宜浸泡4~6小时，冬季宜浸泡8小时，夏季宜浸泡4小时。

（3）选用新鲜成熟的种子或果实，在发芽前应先测试发芽率，要求发芽率在85%以上。

（4）适当避光，并选择有充足氧气、通风良好的场地或容器进行发芽。

（5）发芽时先长须根，而后生芽，不能把须根误认为是芽。一般以芽长至0.2~1cm为宜，发芽过长则会影响药效。

（6）在发芽过程中要勤加检查、淋水，以保持所需湿度，并防止药物发热霉烂。

麦　芽

【处方用名】

麦芽、炒麦芽、焦麦芽。

【来源】

本品为禾本科植物大麦 *Hordeum vulgare* L. 的成熟果实经发芽干燥而得。

【炮制方法】

(1)麦芽：取新鲜成熟饱满的净大麦，用清水浸泡六七成透时捞出，置能排水的容器内，盖好，每天淋水 2 次或 3 次，以保持湿润，待叶芽长至 0.5cm 时取出，干燥即得。

(2)炒麦芽：取净麦芽，置预热的炒制容器内，用文火加热，不断翻动，炒至表面呈棕黄色、鼓起并有香气时取出，晾凉，筛去灰屑。

(3)焦麦芽：取净麦芽，置炒制容器内，用中火加热，炒至有爆裂声、表面呈焦褐色并鼓起、有焦香气时取出，晾凉，筛去灰屑。

【质量要求】

(1)麦芽：呈梭形，长 8～12mm，直径为 3～4mm；表面呈淡黄色，一端有幼芽，呈淡黄色，皱缩或脱落，下端有纤细而弯曲的须根数条；质硬，破开后内有黄白色大麦米一粒，粉质，气微，味微甘。麦芽含水分不得超过 13.0%，总灰分不得超过 5.0%，芽长不得小于 0.5cm，出芽率不得少于 85.0%。

(2)炒麦芽：表面呈棕黄色或深黄色，偶见焦斑，有香气。炒麦芽含水分不得超过 12.0%，总灰分不得超过 4.0%。

(3)焦麦芽：表面呈焦褐色或焦黄色，有焦香气。焦麦芽含水分不得超过 10.0%，总灰分同不得超过 4.0%。

【炮制作用】

麦芽味甘，性平，归脾、胃经，具有消食和胃、疏肝通乳的功能，多用于消化不良、乳汁瘀积、乳癖等病症。炒麦芽性偏温而气香，具有行气、消食、回乳之功。焦麦芽性偏温而味甘微涩，增强了消食化滞、止泻的作用。

【储存】

本品需储存于通风干燥处，防蛀。

（姚进龙）

参考文献

［1］茂良．针灸学［M］．上海：上海科学技术出版社，1979．

［2］吴绪平．现代穴位疗法大全［M］．北京：中国医药科技出版社，1999．

［3］罗和古．穴位注射巧治病［M］．北京：中国医药科技出版社，2007．

［4］温木生．埋线疗法治百病［M］．北京：人民军医出版社，2002．

［5］王文远．中国平衡针［M］．长春：吉林科学技术出版社，1997．

［6］陆健．埋线针疗学［M］．长春：吉林科学技术出版社，2004．

［7］陈国珍，孟庆轩．穴位疗法治百病［M］．北京：人民军医出版社，2011．

［8］查炜．实用穴位疗法全书［M］．南京：江苏科学技术出版社，2004．

［9］张建德．俞穴敷药疗法［M］．西安：陕西科学技术出版社，1982．

［10］王孝涛．历代中药炮制法汇典［M］．南昌：江西科学技术出版社，1986．

［11］胡昌江．临床中药炮制学［M］．北京：人民卫生出版社，2008．

［12］张中社．中药炮制技术［M］．北京：人民卫生出版社，2009．

［13］叶定江，张世臣，吴皓．中药炮制学［M］．北京：人民卫生出版社，2011．

［14］龚千锋．中药炮制学［M］．北京：中国中医药出版社，2012．

［15］李铭．中药炮制技术［M］．南京：江苏教育出版社，2012．

［16］李飞．中药炮制学［M］．北京：中国医药科技出版社，2013．

［17］刘波，李铭．中药炮制技术［M］．北京：人民卫生出版社，2014．

［18］贾天柱．中药生制饮片临床鉴别应用［M］．北京：人民卫生出版社，2015．

［19］贾天柱，许枬．中药炮制化学［M］．上海：上海科学技术出版社，2015．

［20］刘波，滕坤．中药炮制学实验实训操作技术［M］．北京：北京科学技术出版社，2016.

［21］蔡翠芳．中药炮制技术［M］．北京：中国中医药出版社，2016.

［22］张昌文．中药炮制技术［M］．北京：中国中医药出版社，2018.